美容常識の9割はウソ

国立病院機構東京医療センター形成外科医長
落合博子
HIROKO OCHIAI

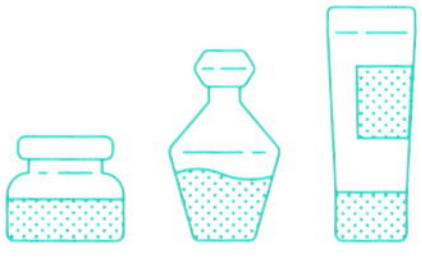

The 53 Myths of
Skin Care Techniques

PHP研究所

はじめに

最近は、なにかと美容や健康に関するニュースが飛び交っています。「あれがいい」「これがいい」と、よりよい効果をうたった新しい化粧品がつぎつぎに発売され、テレビでもネット上でも日々めまぐるしく情報が流れている世の中ですから、いったいどの情報が正しくて、何をしたらいいのか、選別するのはなかなかむずかしいものです。

長年わたしは形成外科医《けいせいげかい》として、また再生医療研究室室長としての知識を生かして、数え切れないほどの患者さんを診《み》てきました。さまざまな治療や手術をおこないますが、基本的には皮膚を健全に再生させることが目的。ですから、わたしたちの肌がどうすれば美しく回復していくのかを、日々探究しています。

いま多くの女性が、乾燥肌や敏感肌を気にしていて、日々どんなケアをして、どの化粧品を使えばいいのかと悩んでいます。

でも、肌についての基礎知識と、化粧品に関する正しい情報、そして正しい使い方を知っていれば、健康で美しい肌を手に入れるのは、けっしてむずかしいことではありません。

けれども逆に、正しい知識がないまま、やみくもに情報に流されて化粧品を使っていると、肌のコンディションも簡単に乱れてしまいます。

ですから、みなさんには肌と美容常識に関する正しい知識を、ぜひ知っておいていただきたいと思うのです。その点から、この本では科学的エビデンス（検証結果）に基づいた信頼できる事実のみを記載するよう心がけました。

ＳＴＥＰ01では肌についての基礎知識を、ＳＴＥＰ02では美容情報について、ＳＴＥＰ03では美容成分について、ＳＴＥＰ04では具体的なケア方法についてお話ししていますが、ご自身が気になる項目からお好きな順番で読んでいただいて問題ありません。

肌にハリ艶《つや》があって調子がいいと、気分も晴れやかになるもの。毎朝、鏡を見て「今日も肌の調子がいいな」と思えたら、その日は１日中よい気分がつづきますよね。

誰にだって、そんな肌を手に入れることは可能です。

本書を、あなたの肌の健康のために、お役立ていただけたら幸いです。

美容常識の
9割はウソ

CONTENTS

STEP 03

おさえておきたい！お馴染み美容成分のウソホント

STEP 04

医師が教える「肌構造が甦るシンプルスキンケア」

装丁、本文デザイン、イラスト――諸橋 藍
帯写真――w/b/PIXTA(ピクスタ)
編集協力――山本貴緒
著者エージェント――アップルシード・エージェンシー

STEP 01

お肌のこと、
どれくらい
知っていますか？

The 53 Myths of
Skin Care Techniques

美肌への近道は、正しい知識から

歳を重ねても美しい肌でいたいというのは、女性なら誰もが願うこと。ハリ艶《つや》があってシミもしわもない。そんな肌はどんな女性にとっても憧れです。

だから天然成分由来の洗顔料を使って、コラーゲン入りの化粧水をたっぷり浸透させ、高い美容液で毎日美白。ちょっと肌荒れを発見したり、大人ニキビなんかができてしまったら、もう大変。効果をうたうコスメをすぐに検索して、つい何個も購入してしまう。

そして、同時にいくつもの化粧品をあれこれ使ってみるものの、どれに効果があったのか結局あまりよくわからない。本当に効果があるものなんかあるの？　そんなふうに思って使わなくなる……。身に覚えのある方は、多いのではないでしょうか。

でも、ちょっと待ってください。あなたはお肌のことをどれくらい知っていますか？

何に効果があって、何に効果がないのか、そもそも肌の仕組みはどうなっているのか。案外、ご存知ない方がほとんどなのです。

美肌を実現させるのは、じつはむずかしいことではありません。**毎日手の込んだケアをせずとも、美しい肌を手に入れることは充分可能です。なぜなら、肌の仕組みはとてもシンプルだから**です。

＋ 形成外科医だから見えること

わたしは国立病院機構東京医療センターというところで形成外科医《けいせいげかい》をしています。形成外科医というとピンと来ない方もいらっしゃると思いますが、簡単にいうと、頭のてっぺんから手足の先まで、目に見える部分はすべて形成外科であつかいます。

具体的には、顔や手足などからだの表面のケガや顔面骨折、やけど、アザ、腫瘍《しゅよう》、先天異常、皮膚潰瘍《かいよう》、がんの切除後の再建、乳房の再建や美容医療などの疾患も治療対象です。

いちばんイメージしやすいのはいわゆる外傷ですが、広い意味で失った組織や機能を復元させる手術を得意としています。

たとえば、がんを切除したためになくなってしまった組織を、からだのほかの部位から持ってきて再建する手術などです。乳房切除のあとの再建もそうですし、舌《ぜつ》がんで大幅に失われてしまった舌を、太ももの組織を移植することで再建したりもします。

失敗すれば双方の部位を失ってしまう可能性もありますから、リスクと緊張感を伴う手術ばかりですが、その技術の代替案もつねに提案できる知識とトレーニングを積んでいるのが、形成外科医であるべきだと思っています。

身近なところでは、眼瞼下垂《がんけんかすい》やいわゆる巻き爪。頭蓋顔面《とうがいがんめん》の変形や臍《さい》ヘルニアや多指症《たししょう》など、生まれ持った変形も治します。顔面神経マヒの患者さんには、神経や筋肉を移植して、顔の表情がなるべく自然に機能するようにする手術をおこなったりもします。

こうお話しすると、かなり大掛かりな手術ばかりだという印象かもしれませんが、じつは〝直接生命を救うための手術〟の要素はあまり大きくありません。

どちらかというと、**自信を持って人前に出られるような機能や整容《せいよう》を取り戻し、社会復帰のためのお手伝いをしていくのが、わたしたち形成外科医の重要な役割**なのです。

その点では、レーザー治療を始め、知識や技術の面では、美容外科ともかなり共通しています。

形成外科では本来の機能や整容を失った患者さんが対象ですから、美容外科とは対象患者さんが異なりますが、最終的な仕上がりはよりキレイになることが求められますから、美容外科の勉強も必須です。

ちょっと硬い話になってしまいましたが、わたし自身は、組織を再生する再生医療研究に長年携わってきたこともあり、特に「皮膚の再生」が、わたしのスペシャリティだといえるのではないか、と思っています。

美容情報にはウソがいっぱい!?

こうした形成外科医の観点から、いま世の中にあふれているさまざまな美容情報を眺めていると、**「なんでそんなことをする必要があるんだろう?」「効果があるとは思えないな」と感じることが、本当にたくさんある**のです。

たとえば、とても単純な例でいうと、わたしの場合「肌をイメージしてください」といわれたら、断面図を思い浮かべます。ちょっと恐いかもしれませんが、日々皮膚を切ったり縫ったりしているので、肌の断層が浮かぶのです。

でも、みなさんはおそらく、肌の表面をイメージするのではないでしょうか。

肌表面の下がどんな構造になっているのか、肌の仕組みがわかると、美容情報の見え方もガラッと変わってきます。

まずは**肌の仕組みを正しく知ること。それが、美肌を手に入れるためのいちばんの近道**です。

正しく知れば、巷《ちまた》の宣伝広告に乗せられることもなくなるでしょう。あなた自身が情報のウソホントを見極められるようになります。けっしてむずかしいことではありませんので、どうぞ安心してください。

＋ 広告に翻弄されていませんか？ ——〝肌の奥まで浸透する〟はあり得ない

ひとつ、みなさんに質問です。

化粧品のCMなどで見聞きする「肌の奥まで浸透《しんとう》する」の「奥」とは、いったいどこのことでしょうか？

答えは「角質層《かくしつそう》」です。「角質層まで浸透してプルプルのお肌に」などの宣伝文句も

▶ **皮膚の構造**

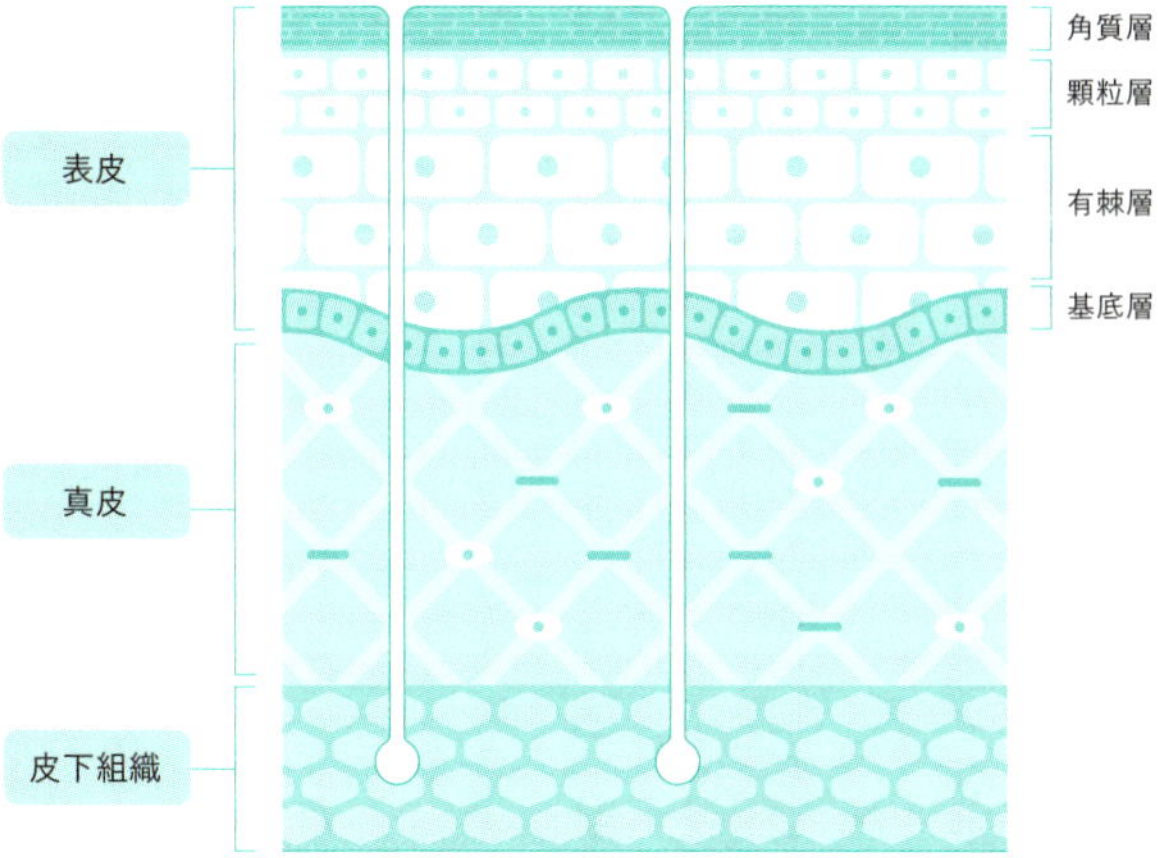
表皮
真皮
皮下組織
角質層
顆粒層
有棘層
基底層

お馴染《なじ》みなので、ご存知の方も多いと思います。

ただ、わたしがここで質問するポイントは、この角質層がどれくらい「奥」にあるかという点。じつは、わたしたちの**肌のいちばん表面にあるのが、この角質層**（＝角層とも呼ばれます）です。

「あれ？　どういうこと？」と思うかもしれません。

角質層まで浸透するといわれると、なんだかものすごく奥のほうまで染《し》みわたってお肌によいような気がしてしまいますが、角質層というのは、肌表面の厚さ0・01から0・03ミリの部分を指します。

ここで肌の構成についてお話しておきましょう。

わたしたちの肌——皮膚は、真皮《しんぴ》と表皮《ひょうひ》からなりたっています。そのうちの表皮が肌表面にあたる部分で、厚さは平均0・2ミリほどです。

この肌の表面（＝表皮）はさらに分類され、外側から順に「角質層」「顆粒層《かりゅうそう》」「有《ゆう》棘層《きょくそう》」「基底層《きていそう》」の4層から構成されています。つまり、**いちばん外側にあるのが角質層**です。

そして、**この角質層は、表皮の第4層目にある基底層が絶えず分裂をくりかえすことで押し上げられた〝死んだ細胞〟からつくられています。**

少々ショッキングな表現かもしれませんが、肌の表面は〝死んだ細胞〟で覆《おお》われているのです。イメージ図をご覧いただいてもわかるように、角質層の次にある顆粒層より下の部分には細胞核《さいぼうかく》の点が見えますが、角質層にはありません。**細胞が生きていないので、血液中から栄養が補給されることもない**のです。しかも、この角質層はふやけたり、傷ついたりすることで、構造が容易に崩れます。

化粧品が浸透するのは一般的に、この死んだ角質細胞で形成されている「角質層」まで。その下で細胞分裂している肌の「奥」に、届くことはありません。

また、角質層はいちばん外側にあるので、見た目の美しさを左右します。

それゆえ、この角質層を一生懸命ケアしようとするわけですが、**角質層はそもそも、しばらくすれば垢《あか》となって剥《は》がれる運命**なのです。

じつは、化粧品の管理をおこなっている「薬事法《やくじほう》」という法律でも、化粧品が角質層（＝角層）よりも奥まで浸透するという広告は禁じられています。

ですから、どんなに効果があるように思える宣伝広告でも、よく目を凝《こ》らすとかならず、「浸透するのは角（質）層まで」とどこかに明記されているはずです。

多くの人が、このたった0・01〜0・03ミリの死んだ細胞の表面をうるおわせるために、化粧水をせっせと使っている、ということになるわけですが、果たして意味があるでしょうか。

＋ 肌の最大の役割は「からだを守ること」

では、**角質層のさらに奥まで届くものがあるのかといえば、特殊な薬品や医療技術を**

用いない限り基本ありません。

というのも、**皮膚本来の機能を考えると、それはあってはならないこと**だからです。

わたしたちの肌は、そもそも何のために存在するのでしょうか？

肌の最大の役割は、「からだを守ること」。

異物《いぶつ》が体内に侵入するのを防ぐ「バリア」の役割を果たしているのが、皮膚なのです。そのバリア機能のおかげで、わたしたちの細胞や血管、神経が守られています。

全身の約30パーセントの皮膚にやけどを負うと、致命的だといわれます。そして忘れがちですが、皮膚はわたしたちの臓器のひとつ。皮膚は体重の約16パーセントを占める、人体で最大の臓器です。

外の世界に直接触《ふ》れる臓器ですから、さまざまな役割を持っているわけですが、おもには、**①水分の喪失や侵入を防ぐ、②体温を調節する、③微生物や物理化学的な刺激から生体を守る、④感覚器としての役割を果たす**、の４つ。

いずれも生命を維持するために必要不可欠な機能です。

また、「からだを防御する」機能として、最表面にある角質層がもっとも重要な役割を果たしています。この角質層の厚さは平均０・０２ミリしかありませんが、健全であれば同じ厚さのプラスチック膜と同じくらい、水分を通しにくい性質があります。

もし、**角質層がバリア機能を失って何でもかんでも浸透させてしまうようになると、局所だけでなく全身が危険にさらされる可能性がある**ということです。実際に表皮を超えて異物が侵入したことで、重篤なアレルギー症状を引き起こした例も報告されています。

肉や魚の切り身を想像してみてください。肌にバリア機能がなければ、肉や魚の切り身のように塩や胡椒や醤油などの下味をすり込めるということになるでしょう。そんなことが肌に起こったら大変です。

肌は外界の異物からからだを守っています。そのバリアに対して、**外からすり込んだり、押し込んでみたり、温めてみたり、ラップをしてみたりとがんばっても、バリアより奥深くに化粧品の成分が届くことは、そもそもない**のです。

そして、「からだを守る」機能に加えて、「からだから逃がさない」機能としても、皮脂のバリアが重要です。健全な皮膚の表面は皮脂で覆われ、脂質（セラミド）や天然保湿因子・水分が逃げないように守られています。

しかし、一旦バリアが破壊されると保持されるべき物質が角層から外に流出し、乾燥を引き起こすのです。

肌へ化粧品の成分を浸透させようと思うと、バリアを破壊する必要があります。しかし、バリアを破壊すれば肌の大事な成分が保持できなくなり、頻回に化粧品をつけても乾燥するという悪循環を生みます。

大事なのは、正常なバリア機能を邪魔しないこと。化粧品を浸透させるのではなく、バリアとなる皮脂を補強するような化粧品の使い方を意識することです。

＋ 肌の自己再生力を甦らせる——大切なのはバリア機能

ここまででもおわかりかと思いますが、巷にあふれている広告はとても魅力的ですが、文字どおりほとんどが「宣伝」です。

たしかにさまざまな研究が進み、新しい成分がつぎつぎに登場し、あらたな効能の科学的エビデンス（検証結果）がとれているものもあるかもしれません。しかし、肌トラブルが生じたときにいつも立ち返って思い出していただきたいのは、肌本来の役割。

そう、バリア機能です。

このバリア機能をしっかり維持することができれば、肌はおのずと美しくなる力を備

えています。肌トラブルが生じたとしても、わたしたちの体内では絶えず細胞が生まれ変わっていますから、少し待っていれば新しい肌に生まれ変わるのです。

手術で皮膚をどんなに上手く切り貼りし、美しく縫合する技術を施《ほどこ》せたとしても、傷が最終的にキレイに治っていく過程は、人体の自己再生力なくしてはあり得ません。

そして、どんな肌にも、その力は備わっているのです。

ちなみに、表皮のターンオーバーは約6週間サイクルでおこなわれるといわれています。ですから、ちょっと乱暴ないい方をすれば、6週間肌の機能を邪魔しないように待てばいいのです。

もちろん、食べものや生活習慣、ストレスなども肌の状態に影響しますが、肌に関する正しい知識を持っていれば、何をして何をしなくていいかが、わりとスッキリ見えてくると思います。

迷える化粧品選びと決別したいなら

とはいっても、やはり何かしらお肌のためになることをしたいと思うのが女性ですし、少しでも早くキレイな肌を手に入れたいと思うのも当然のこと。

ただ、美容情報は膨大にありすぎて、何を選べばいいのか、どう選べばいいのかもわからないのが現状です。

次章からは、前述した〝肌本来の機能〟と、もうひとつ〝科学的エビデンス〟という2つの視点から、美容常識のウソホントを見極めていきます。

大切なのは何よりもまず、自分の肌に自信が持てるようになること。そして、**あなたが選んでいる化粧品や美容技術が、自分にいちばん合っていて心地よいと感じられること**ではないでしょうか。

合っているかよくわからないからほかのものを試してみようかしらと、いつもどこかに不安があるような化粧品選びは、もう終わりにしましょう。

理にかなっている情報はどれなのか？　そして、あなたはどんなものを選ぶべきか？　その答えをよりシンプルに導き出すために、わたしの知識と経験を役立てていただけたらと思うのです。

STEP 02

もう惑わされない！
知っておきたい
美容常識の真実

The 53 Myths of
Skin Care Techniques

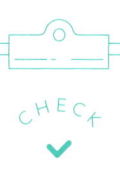

CHECK

「無添加化粧品＝安全・安心」はもう古い

いったい何が「無添加」なのか

みなさんは「無添加《むてんか》化粧品」にどんなイメージをお持ちですか？

くわしくはわからないけれど、よけいな成分が入っていないから安全・安心なのでは？　という印象があるかもしれません。

ここで無添加化粧品がどんなふうに生まれたかを、簡単にお話しておきましょう。その経緯は1980年の薬事法《やくじほう》改正にさかのぼります。

当時の厚生省が1970年代に起こった化粧品トラブルの症例をもとに、アレルギーや皮膚炎、発がんなどの皮膚障害を起こす可能性がある約100種類の成分を「表示指定成分」と定め、化粧品に明記することを薬事法で義務づけました。

防腐剤、殺菌剤、紫外線吸収剤、酸化防止剤、合成界面活性剤、合成着色料、合成香料などがそうです。

そのため、これらの「表示指定成分」を含まない化粧品が登場しました。

これが「無添加化粧品」のはじまりです。

実際、当時も多くの女性に支持され、「無添加」は安全・安心の代名詞になりました。

こうした流れで、「無添加」と書いてあれば安心して使えるというイメージが、いままでも多くの方に定着しているのかもしれません。

ただ現在は、その後2000年の法律改正で化粧品に含まれるすべての成分が明記されることになったため、「表示指定成分」は廃止され、「全成分表示」が義務となりました。

ですから**「無添加化粧品」というのは、30年前に表示が義務化された「旧表示指定成分」が使われていない化粧品を指すことが多い**ようです。

しかし実際には、指定成分以外にも無害ではない成分はありますし、「無添加」という表記自体には現在、法律の規制がありません。

つまり、**各メーカーがそれぞれの判断で、「ある成分を排除している」ことを強調する場合に「無添加」とうたっている、**ということになります。

たとえば、合成着色料を排除している商品は「無添加化粧品」をうたうことができますが、合成着色料が添加されていないだけで、肌に負担をかけるほかの成分は入っているかもしれないのです。

どの成分にもリスクはある

そうはいっても、防腐剤などは「無添加」のほうが肌にはよいのではと考える方もいらっしゃるかもしれません。でも、考え方はシンプルです。

たとえば、スキンケア製品のほとんどは、水と油を乳化させてつくられています。油は酸化しますし、当然においもあります。腐らせずにある一定期間安定させるためには、防腐剤が必要です。

逆に、防腐剤なしでも保存できるということは、何かしら別の不自然なものが使われていると考えられます。

とくに、1980年代に表示成分だったパラベン、メチルパラベン、プロピルパラベンなどは、いまだに避けるべきものと思い込まれていますが、現在では微生物の増殖を防ぐ安全性の非常に高い防腐剤であることが認められていて、世界中の化粧品に使用されています。

つまり、低刺激で、すぐれた防腐効果を持っている安全性の高い成分なのです。

もちろん、アレルギーなどを起こす可能性がゼロであるとはいえませんが、それはどの成分についても同じこと。防腐剤だけを悪者あつかいする根拠は何もないのです（パラベンについては125ページでもくわしくお話しします）。

というわけで、**「無添加」という表現自体には、ほとんど意味がありません。「○○という成分が配合されていない」という意味でしかない**からです。

いったい何が無添加なのかを、しっかり確認する必要があるでしょう。

CHECK

化粧品は「浸透させる」と生命が危険!?

簡単に浸透したら大変

化粧水などのスキンケア商品は、「肌に浸透《しんとう》させるのがよい」と思われています。

でも、皮膚科学の観点から説明させてください。

人間の皮膚は「たんぱく質」でできています。もし、たんぱく質がむき出しのままの状態だったら、異物《いぶつ》を弾《はじ》くことはできません。何かがちょっと触《ふ》れただけでも付着し、さまざまなものが「浸透」します。

STEP01（19ページ）でもお話ししましたが、肉や魚の切り身を料理する場合、短時間で下味がつくのは、バリア機能がないからです。

人間も同じ肉や魚と同じたんぱく質でできていますが、外部と接触している肌の表面は、皮脂腺《ひしせん》から出る「皮脂」という天然の油によって、ベールのようにそっと覆《おお》われています。

その**ベールが、外部から直接異物が入り込まないように生命を守っている**わけです。

シャワーを浴びたとき、皮脂によってパチッと水が弾かれて、まるい水滴ができるのが健康な肌。そして**皮脂の膜が体内の水分の蒸発を防いでくれるおかげで、健康な肌はいつでもみずみずしくいられる**のです。

もし、肌にバリア機能がなければ、入浴しただけで水が体内にどんどん浸透してくることになります。そんなことが起きたら、生命はいとも簡単に危険にさらされてしまうでしょう。

皮膚のバリア機能は、わたしたちのいのちにかかわる大事な役割を果たしてくれているのです。

シミや乾燥肌、部分オイリー肌の原因にも

肌に化粧品の成分を浸透させるためには、この大切な皮膚のバリア機能を破らなくてはなりません。

もし、この生命を守っている大切なベールを無理やり破り、化粧品（＝異物）が皮膚のなかに浸透すると、からだは「これは大変だ！」と防御反応を起こします。

その防御反応とは、具体的にはこんなことです。

異物をそれ以上深く浸透させないために、メラニンを集め、異物が進入した部分をとり囲みます。メラニンの集合体でバリケードを張りめぐらせるのです。

これが「シミ」になります。**化粧品を浸透させようとすることで、逆にシミをつくってしまう**のです。

また、**肌表面の自然な皮脂がなくなってバリア機能が弱まってしまうと、水分は蒸発し、老化のいちばんの原因にもなる「乾燥肌」を引き起こします。**

化粧品を肌に浸透させるための成分は、水分が蒸発する出口を増やすという現象を引

き起こすのです。そして、その乾燥を補うためにさらに化粧品で蓋《ふた》をしなければならない……という悪循環に陥《おちい》る危険性があります。

使いつづけると、乾燥を補うために皮脂の分泌が増え、結果、その箇所が部分的なオイリー肌になることもあるのです。つまりオイリー肌なのに、肝心な皮膚は乾燥するというアンバランスな状態を引き起こすのです。

というわけで、化粧品は浸透させる必要はありません。むしろ浸透させてはいけないのです。

肌に乾燥を感じるなら、もともとの皮脂成分に近いオイルやワセリンで、肌の表面に1枚ベールをつくってあげて、皮膚が正常に機能するように保護してあげるのがおすすめです。

そして、**もし深刻な肌トラブルが生じたら、治療が必要**です。自分であれこれ化粧品を試さず、医師に相談してください。

CHECK

“薬用＝医薬部外品のほうが効果的”とは限らない

「医薬品」「医薬部外品」「化粧品」の違いとは？

化粧品のなかでも「医薬部外品」という表記があると、普通のものよりも効き目《き》が高く、より安全を保証されていると感じる方も多いかもしれません。

結論からいうと、じつはそうとも限りません。

一般的なスキンケア用品は、薬事法によって「医薬品」「医薬部外品」「化粧品」のどれかに、かならず分類されます。

まず**「医薬品」は、病気の診断や治療、予防を目的としたもので、配合されている有効成分の効果を厚生労働省によって認められた「薬」**です。

医師が処方するワセリンや保湿外用剤など、大衆薬（＝ＯＴＣ）としてドラックストアで購入できるものもあります。

つぎに**「医薬部外品（薬用化粧品）」は、厚生労働省が認可した「有効成分」が一定の濃度で配合されている製品**のこと。これは日本独自のカテゴリです。

治療用に使われる医薬品より効果が穏やかで、「防止・衛生」を目的につくられたものといえます。

この医薬部外品のいちばん大きな特徴は、「有効成分」を規定量配合していることを証明するデータを厚生労働省に提出して許可を得ているため、医薬品の場合と違う表現になりますが、効果・効能を明記できるという点。

「肌荒れを防ぐ」「ニキビを防ぐ」「日焼けによるシミ・ソバカスを防ぐ」「皮膚の殺菌作用」などの効き目を、パッケージに記載できるということです。

それに対して**「化粧品」は、医薬部外品よりもさらに効き目が穏やかで、「肌を健《すこ》やかに保つ」という目的でつくられた製品**のこと。そのため効き目をパッケージに表記することはできません。

有効成分は入っているけれど……

ここまでお読みいただくと、医薬部外品のほうが化粧品よりもやっぱり効果がありそうだと思えてしまうのですが、ちょっと補足しておかなければいけないことがあります。それは、**医薬部外品の成分表示ルールは、化粧品よりも甘いということ。**

薬事法によって、「化粧品」については現在、全成分表示が義務となっています。けれども「医薬部外品」には、その義務がないのです。

もちろん有効成分についてのデータは、厚生労働省のお墨付きですからウソはないはずですが、**それ以外の成分については、ごまかしが可能ともいえる**のです。

ちょっと意地悪ないい方をすれば、メーカーにとって都合のわるい配合成分を隠して販売することもできる、ということになります。

本当に明確な効果がある製品は、医薬品として格上げ申請するはずですから、そこまでの効果は認められないのが「医薬部外品」というわけです。

化粧品を使う本来の目的を忘れずに

こんなお話をすると、ますます何を選んだらいいのかわからなくなってしまうじゃないかと思うかもしれませんが、大丈夫です。

迷ったら、化粧品を使う本来の目的を思い出してください。

化粧品は医薬部外品も含め、治療するためのものではありません。肌や髪を清潔に健やかに保つことが、その主目的であり役割です。だから何かに劇的に効くということ自体を、そもそも期待してはいけないのです。

スキンケア商品は使用感が心地よく、楽しめるものがいちばんです。使うことで自分が満たされて気持ちがいい、それこそが化粧品の役割だと思います。

CHECK

「オーガニック」「天然成分由来」に騙されてはいけない

日本の「オーガニックコスメ」事情

「オーガニック」と聞くと、「肌にも地球にもやさしい」というイメージがありますね。

しかし**科学的な視点で見ると、オーガニック化粧品にもリスクがある**といえます。

理由は簡単。**日本には、化粧品に関するオーガニック認定基準がない**からです。

そもそも「オーガニック」とは、化学肥料や化学農薬を使わない有機栽培のこと。オーガニックコスメは、そうした「有機栽培で育てられた植物性の原料を使ってつくられたコスメ」ということになります。

海外では、オーガニックコスメとして販売するには、政府機関や認証機関による厳しい基準を満たさなければなりません。

たとえば、フランスにはECOCERT（エコサート）、ドイツにはdemeter（デメター）やBDIH、アメリカにはUSDA、HOFAなどがあります。

オーガニックコスメとして認証を受けるためには、有機栽培された植物からとれる成分のみが原料であることはもちろん、リサイクル可能な容器であるか、流通経路や流通手段が環境に配慮されているかどうかなど、細かな基準が数多くあります。

海外では、こうした厳しい審査をとおった商品のみが、「オーガニック」という表記を許されるのです。

しかし、日本で販売されているオーガニック化粧品には、このような認定基準がありません。そのため、たとえばオーガニック植物成分を1種類だけ少量配合しただけでも、「オーガニック」とうたうことができます。

もちろんなかには、しっかり海外機関の認定を受けている商品もあるでしょうが、メーカーの自己判断で何とでもいえてしまうのが実情なのです。

天然だからこそリスクもある

「天然成分由来」や「植物エキス」と書かれていると、つい安心・安全だと感じますが、その感覚は残念ながら間違っています。

なぜなら、**「天然＝何が入っているかわからない」ともいえる**からです。

まだ解析しきれていない成分が混入している可能性もありますし、自然界のものは天候や産地によって左右されるので、品質にもバラつきもあるでしょう。

そして植物のなかには、毒性があったり、かぶれやアレルギーの原因となる成分があることも忘れてはいけません。たとえば漆《うるし》などがそうですし、漢方にステロイド類似成分が含まれていることもあります。

植物由来だから万人に合って安心であるとは、けっしていえないのです。

「合成」のほうがむしろピュア

一方、「合成」と名がつくものには、なぜか肌によくないイメージがありますが、じつはそんなことはありません。

合成成分とは、自然界に存在する薬効成分を特定して、それを化学的につくり出したもの。**ひとつの成分にフォーカスして生成されたものですから、曖昧《あいまい》で未知なるものを含む「天然」よりも、むしろピュア**なのです。

もちろん、植物成分のすべてを否定しているわけではありません。植物ならではの心地よさや香りのよさもありますし、それが自分に合っていて肌にトラブルが起きないなら、使うことに何の問題もありません。

ただ、天然であるがゆえのリスクもまた、知っておいていただきたいと思うのです。

CHECK

じつは曖昧な「敏感肌用」の定義

メーカー独自の基準でしかない

よく耳にする「敏感肌」ですが、皮膚科学的には、じつは厳密な定義がありません。

最近では、体調の変化やストレス、冷暖房などの環境、花粉などの季節的要因に敏感に反応してトラブルが生じやすい肌のことを、「敏感肌」と呼ぶようになっています。実際、「自分は敏感肌かもしれない」と感じている方が、いまとても増えているようです。

「敏感肌用」をうたっているスキンケア商品のほとんどは、「低刺激性」であることを売りにしています。敏感肌用であれば万人の肌にやさしいようなイメージがありますが、実際は各メーカーの基準でおこなわれた肌テストから導き出された結論でしかありません。

1000人に1人、100人に1人など、肌テストの基準設定もメーカーによってまちまちで、**「その化粧品が合わなかった人の数がほかの商品よりも少ない＝低刺激性」という単純な論理ですから、誰にとっても刺激がないという意味ではない**のです。

試してみる価値はありますが、いってみれば「相性」の問題です。合わなかったからといって、あなたの肌がとくべつ弱いという根拠にはなりませんから、心配する必要はないでしょう。

いろいろ使うほどよくない

敏感肌だと感じる人におすすめしたいのは、「できるだけ使わない」スキンケアです。

肌の調子がよくないと、スキンケア商品を何種類もあれこれ試してみたくなるものですが、じつはそれが状態を悪化させます。

肌がちくちくヒリヒリするのは、化粧品に含まれる何らかの成分に肌が反応している証拠。ですから、肌に触《ふ》れる成分をできるだけ少なくするほうが、肌にとっての負担も減るのです。

たとえば医師が軟膏《なんこう》などの外用剤を出す場合でも、かぶれやすかったり痒《かゆ》くなりやすいという方には、薬効成分の入っていないワセリンなどを処方します。

肌が弱いと感じるなら、同時に化粧品を何種類も使うのはやめて、シンプルなケアを心がけましょう。合うものをひとつみつけて、それだけを使うのがおすすめです。

＋ バリア機能を守れば回復する

敏感肌と呼ばれる症状の多くは、健康な肌に比べてバリア機能が低下していることから生じます。

その**いちばんの理由は、「洗いすぎ」による乾燥**です。

洗いすぎで肌表面の皮脂がつねに不足して角質《かくしつ》が傷《いた》んでいるので、バリア機能がなかなか回復せず、慢性的に乾燥するという悪循環が起こります。

でも、バリア機能を回復させるのはむずかしいことではありません。

皮膚を保護する膜を1枚、おぎなってあげればいいのです。よけいな成分ができるだけ入っていないワセリンやオイルなどを顔全体に塗って、バリアをつくってあげましょう。

つづけるうちに肌自体がバリア機能をとり戻し、角質の天然保湿因子や脂質がたくわえられます。そして、本来の自己回復力が甦ってきますから、自然にターンオーバーが促される健康な肌になっていくはずです。

ただし、もしもあまりに肌荒れ状態がつづくようなら、必要なのはスキンケアではなく治療です。医師に原因を特定してもらうことをおすすめします。

CHECK

光老化を防ぐ、紫外線予防の正しい知識

「光老化」は加齢に比例しない

肌の「光老化《ひかりろうか》」という言葉が最近よく聞かれるようになりました。**光老化とは、加齢による「自然老化」とは違うもので、紫外線を長年浴びつづけることによって引き起こされる肌の老化のこと。**

加齢による老化では皮膚が薄くなるのに対し、光老化は子どものころから浴びた太陽光線の総量が関係し、紫外線への長年の防御反応の結果、皮膚が厚くゴワゴワになり、色も濃くなります。

また、肌の深い部分にある真皮《しんぴ》で皮膚のハリを保っている弾性線維《だんせいせんい》が破壊されるのも、

光老化の特徴。弾性線維が機能しなくなるため皮膚のハリがなくなり、しわやたるみができるのです。光老化が皮膚がんの原因となることも実証されています。

浴びた量が多いほど、肌の色がくすんだり、シミ、しわ、たるみが生じやすくなるというわけです。

というと、まるで紫外線が悪者のようですが、**紫外線は健康を維持するために必要不可欠であることも忘れずに**。紫外線を浴びることで体内ではビタミンDが生成され、わたしたちの骨をつくるのに役立ちます。また体内時計を機能させる役目としても、とても重要です。

ただ、やはり浴びすぎてしまうと光老化につながりますから、日焼け対策は必要になってきます。

＋ 紫外線（UV）AとB、何が違う？

紫外線は波長の長さによって「UV－A」「UV－B」「UV－C」の3種類に分けられます。このうち地上まで届いて肌に影響を与えるのは「UV－A」と「UV－B」の2つ。

日焼けを引き起こす力を比べると、UV－BのほうがUV－Aより600から1000倍強いといわれます。ただ、日光にはUV－Aも大量に含まれているため、たとえば海水浴などで肌が赤くなるほど日焼けした場合、紫外線の割合はUV－Bが7～8割、UV－Aが2～3割と換算されます。

UV－Bは肌の浅いところで炎症を起こしやすいので、水膨《みずぶく》れになったり、強い炎症反応が出て色素沈着が残りやすいのが特徴です。

これに対して、**UV－Aには炎症を起こしたり肌を黒くする力はさほどありません。**しかし、**UV－Bより波長が長く、肌の奥（＝真皮深層）まで到達してしまうため、長期的に浴びると光老化の原因になります。**

UV－Aは雲や窓ガラスなどを通り抜ける性質もありますから、曇りの日でも気をつける必要があるのも特徴です。

＋「紫外線吸収剤」と「紫外線散乱材」

現在は、紫外線を防御する主要成分として、紫外線吸収剤と紫外線散乱剤が使われています。この2つのどちらかが単独で使われているか、組み合わせて原料としているかは、製品によってまちまちです。

吸収剤は、おもにUV－Bに効果を発揮します。UV－Bを吸収して熱エネルギーに変換して排出することで、紫外線からの影響を防御します。

強い遮断力を必要とする場合は、吸収剤入りの方が効果的ですが、紫外線を吸収して化学反応を起こすので、肌が弱いとかぶれる可能性もある、というのが一般的な見解です。

ただ、かぶれなければ、吸収剤を使うこと自体には何の問題もありません。

一方、**散乱剤は酸化チタンや酸化亜鉛がおもな原料で、UV－B、UV－Aの双方に効果があります**。金属成分の小さな粒子が、光を跳ね返すことで遮断するのです。

以前は塗ると白くなる製品が多くありましたが、最近では粒子を細かくする技術のおかげで、白くなりにくく工夫されています。

散乱材のみを使った製品には、「ノンケミカル」「紫外線吸収剤フリー」などの表示がありますから、日焼け止めを使って痒みや赤みが生じたら、こうした表示のある製品に切り替えるとよいでしょう。

CHECK

〝SPFは高いほど効果がある〟は思い込み

一定数値を超えると効き目に差はない

日焼け止めといえばお話ししておかなくてはならないのが、「SPF」と「PA」のこと。もうすっかりお馴染《なじ》みの表記ですが、案外その意味合いと効果はわかりにくいかもしれません。

まず**SPFは、〝Sun Protection Factor〟の略で、UV－Bに対する防御効果を示します**。そしてSPFの数値が高ければ高いほどよいと思われていますが、じつはそうでもありません。

次のグラフは、SPFと皮膚に届く「紫外線の防御率」の関係性を表したものです。

▶ SPFと皮膚に届く紫外線の防御率の関係性

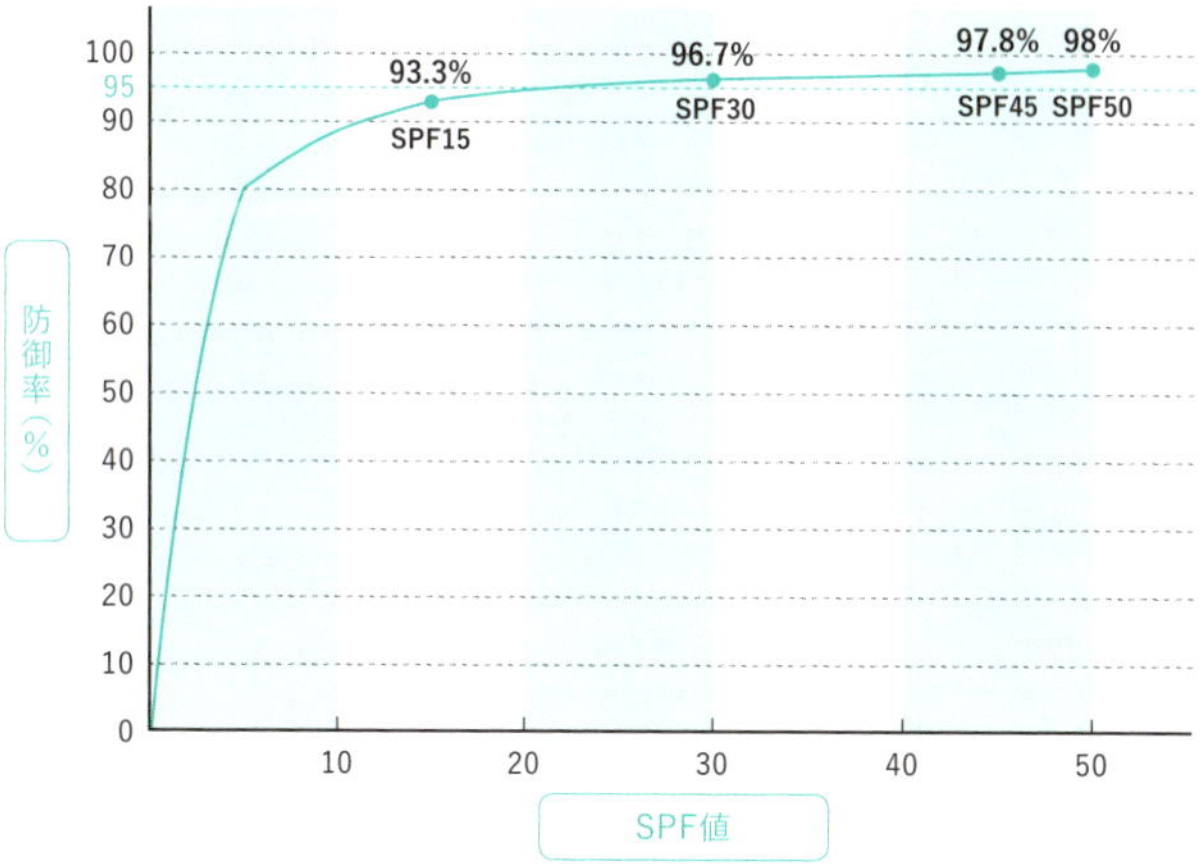

出典：J Clin Aesthet Dermatol. 2012 Sep; 5(9): 18–23

このグラフによると、SPF15の日焼け止めを使った場合、UV－Bをすでに93・3パーセント防御できています。

その後、カーブは緩やかになり、SPF30では96・7パーセントの防御率で、あまり差がなくなっています。

つまり、**SPF15以上になると、紫外線の防御率はほとんど変わらない**ということ。

⊕「こまめに塗る」を意識して

逆に、製品に「SPF50」と表示するためには紫外線吸収剤や散乱剤を大量に使う必要があるため、SPFの数値が高いほど、肌への負担は増えることになります。

SPFと並んで表示されるのが、「PA」。**こちらは〝Protection grade of UVA〟の略で、紫外線UV－Aに対する防止効果がどのくらいあるかを意味します。**

「＋」～「＋＋＋＋」の4段階で、「＋」が多いほど効果が高いとされていますが、日本独自の分類評価だというのもその特徴。海外製品には、この「＋」表記はありません。

もちろん、数値が高いものを選んでおいたほうが安心ですが、紫外線の影響を受けやすいか否かは、個々人によって非常に差があるもの。もともとの肌質や肌の色によって、かなり違ってきます。

紫外線防止の効果をしっかり得るためには、「どの製品を選ぶか」よりも、じつは「こまめに塗る」ことが大切です。表記の量よりも多めに、たっぷりと均等に、こまめに重ねづけ、を意識してください。屋外で過ごすなら2～3時間ごとが基本。肌にすり込むのではなく、のせるようにつけると、より効果的です。

ちなみに、アメリカのFDAではSPF15の日焼け止めを、日に当たる15～30分前につけること、2時間ごとに塗り足すこと、そして水に入る場合はさらにこまめに塗ることを推奨しています。

日焼けマシンはやっぱりNG!?

ひと昔前は、小麦色の肌が健康の象徴でした。日焼けマシンや日焼けサロンがずいぶん流行《はや》ったものです。うたい文句は「UV-Aの波長の長い紫外線で肌を焼くのでダメージが少ない」ということですが、先ほどもお話ししたように、UV-Aは皮膚の深部まで届いて、光老化の原因となります。

そもそも肌が褐色になるという現象は、メラニンが生成される反応が起こった証拠です。日焼けマシンは肌の深い部分を傷つけるため、メラノーマ（=悪性黒色腫）と呼ばれる皮膚がんのリスクを増大させるという研究結果も出ています。

FDA（アメリカ食品医薬品局）は、18歳未満の日焼けマシンの使用を禁止していますし、オーストラリアでも大半の地域で日焼けマシンの商業利用が禁止されています。

もちろん肌の違いはありますが、早期の光老化や皮膚がんのリスクを避けるには、日焼けマシンの長時間使用は避ける方がよさそうです。

CHECK

顔マッサージが肌のたるみや黒ずみをつくる!?

肌の線維組織を壊してしまう

加齢にともなって感じはじめる顔のたるみや、くすみ。なんとか解消しようと毎晩お風呂あがりに顔をマッサージしているという方もいらっしゃるかもしれません。

口まわりにほうれい線の兆《きざ》しでも発見したものなら、たしかに両頬をぎゅうっと引き上げたくなるのもわかります。

でも、**形成外科医《けいせいげかい》の立場からすると、そうしたマッサージは残念ながらまったくの逆効果。肌のたるみやくすみ、黒ずみをつくる原因になってしまう**からです。

軟部組織の構造上、わたしたちの肌の表面をピンとハリのある状態で維持するためにがんばっているのは、皮膚を支えている線維組織。

ですから**肌のハリを保つためには、この線維組織をできるだけ壊さずに、たくさん温存したほうがいい**のです。

マッサージで押したり揉んだり引っ張ったりすると、この大切な線維組織が壊れます。皮膚を支えている細い糸が、プチプチプチッと切れてしまうのをイメージしてみてください。マッサージすることで、わざわざたるみをつくっているともいえるのです。

また、形成外科では、褥瘡《じょくそう》（床ずれ）の患者さんもよく診察するのですが、骨盤の後ろ側にあたる仙骨などの骨突出部のマッサージは禁忌《きんき》とされています。皮膚への摩擦や、ずれによって細い血管が途絶することなどが皮膚障害を引き起こすからです。この考え方は全身の皮膚、もちろん顔のお肌にも当てはまるといえるでしょう。

肌は持ち上げても変わらない

日々、手術をしている身として思うのは、人の肌は手で持ち上げたぐらいでどうにかなるものではないということ。

たとえば、顔面神経マヒの患者さんになんとか表情をつくるためにと、筋肉を持ち上げて縫えばいいと思うかもしれませんが、実際にはそう簡単に上手くはいかないものです。また、リフトアップなど頬を持ち上げる美容外科の手術もありますが、皮膚の下の筋膜《きんまく》などの強固な組織も含めて施術してはじめて、効果が出ます。

ですから、**手でいくら押し上げたり引っ張ったりしてみたところで、せっかく皮膚を支えてくれている線維組織を壊すだけで、肌へのメリットはない**のです。

＋ マッサージローラーは使い方に気をつけて

人気のマッサージローラーも、肌の構造を考えると、やはり使いすぎは禁物《きんもつ》です。血流やリンパの流れはよくなるでしょうから、むくみがとれて一時的に顔がスッキリする効果はあるでしょう。

ただ、頰のまわりなど皮膚の薄い部分に強い力で長時間使うと、線維組織を壊して逆効果になります。長期的に考えると、あとでしわになったり、たるみが悪化する可能性もありますから、あまりおすすめできません。

もし使うなら、**なるべくやさしく短時間で済ませたほうが安心**です。

＋ 肌はこすってはいけない

マッサージをおすすめできないもうひとつの理由は、〝肌はこすると黒くなる〟から。

スキンケア商品を浸透させようと一生懸命こすってすり込もうとする方がいるのですが、肌にとってこれはぜったいNGです。くすみや黒ずみの原因になります。

肌が摩擦を受けつづけると、角質を厚くするケラチノサイトとメラニンが誘因されることは科学的に証明されています。その部分が黒ずんで色素沈着になるということです。

ときどき、肘《ひじ》や膝など突き出た部分が黒ずんでいる人がいますが、ほかの部位よりも摩擦を受けやすいために色素沈着を起こしているのです。

そうした黒ずみを落とそうとしてゴシゴシ洗うと、逆に悪化します。

＋ 肌は「触らない」ほうがいい

摩擦によって生じてしまった黒ずみを消し去るには、触《さわ》らずに待つしかありません。皮膚を再生するターンオーバーは約6週間。その**ターンオーバーを助けるもっとも簡単な方法が「触らない」こと**なのです。肝斑《かんぱん》という症状をご存知でしょうか？

詳しくは、136ページでもお話ししますが、両頬の左右対称にできる薄茶色のシミ（＝色素沈着）のことで、ホルモンの乱れが影響しているともいわれますが、最近では肌への摩擦が主な原因だと考えられています。

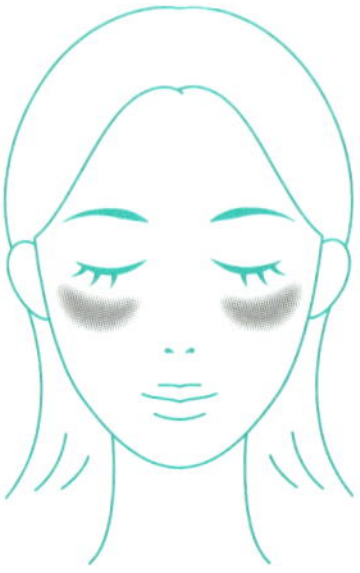

肝斑のイメージ

頬骨の輪郭に沿って左右対称に黒ずみが生じることが多いので、洗顔時や化粧品をつけるときに対称に顔を触ることと関係している、といわれています。顔マッサージは、こうした肝斑の原因にもなり得ます。

治療方法は、やはり触らないこと。できるだけ刺激を避けて、6週間じっとがまんすると改善の兆しが見えてきます。

肌は摩擦に弱いので、触りつづけると硬くなり、また刺激は黒ずみをつくります。

肌本来の自己再生力を信じて、できるだけ「触らない」スキンケアを意識してみてください。

スクラブ入りはお肌の敵

古い角質を落とすというと、スクラブを思い浮かべる方もいるかもしれません。でも、スクラブを使うことが肌にいい理由はひとつもありません。

スクラブは、基本的に肌の角質層を乱すもの。強引に古い角質をとろうとしても、こすってとれるものではないですし、外的な刺激はただ肌を傷つけるだけです。

そして肌にたびたび物理的刺激を与えて傷つけると、やがて黒ずみになります。

いったん黒ずみになってしまうと、いくらこすったところで悪化させるばかりです。

黒ずみをスクラブで落とそうなどという発想は、いますぐ捨てましょう。

CHECK

肌荒れ・乾燥肌は〝洗いすぎ〟が原因だった

本来の機能を邪魔しない洗い方

日常的に乾燥肌や肌荒れに悩む方がいまとても増えていますが、**その大きな原因のひとつが、じつは「洗いすぎ」**です。

毎朝晩、顔もからだも頭も洗っているという方もいらっしゃるかもしれません。一度はじめてしまうと、洗わないとスッキリしないのでやめられなくなります。

でも本来、**人の肌は、そんなに頻繁に洗う必要がありません。**

わたしたちの皮膚は通常、皮膚常在菌《じょうざいきん》によって弱酸性に保たれ、有害な菌が増殖しにくい環境を維持しています。そして皮膚の常在菌である表皮《ひょうひ》ブドウ球菌が、皮脂をエサとしてグリセリンや脂肪酸をつくり出し、皮膚のバリア機能を保っています。

さらに、皮膚ではつねに新陳代謝がおこなわれていますから、汚れがついても角質の剝離《はくり》成分（＝垢《あか》）とともに剝《は》がれ落ち、自然と毎日キレイになる仕組みが備わっています。

ですから**肌を洗う際に大切なのは、できるだけこうした本来の生理機能を妨げずに正常に保つこと。つまり〝洗いすぎない〟ということ**なのです。

＋ 過剰に洗うと肌荒れリスクが高まる

肌をごしごし洗いすぎてしまうと、皮脂や皮膚常在菌が減り、皮膚構造が傷ついてしまいます。

過剰な洗浄によって、肌の乾燥や湿疹、細菌感染、アレルギーのリスクが高まることも、臨床研究で確認されています。

ただし、健康な肌であれば、いったん表面の皮脂がとりのぞかれたとしても、新しい皮脂が2～3時間内に表皮に分泌され、すぐに肌のバリア機能が再生されますから、心配しすぎることはありません。

また、肌を傷つけないように気をつければ、保湿するためのスキンケア製品は、基本必要ないでしょう。つまり**洗いすぎなければ、本来は洗顔後に何もしなくてよい**のです。

とはいえ、乾燥が気になるからやっぱり何か使いたいという場合は、オイルやワセリン、ヒルドイド、セラミドなどの保湿剤を使うのがおすすめです。

塗るときは軽くのせる程度にとどめ、マッサージしたりすり込んだりなどの刺激は加えないように注意しましょう。

ただし、アトピー性皮膚炎などの皮膚疾患のある方は、ある程度汚れを落として保湿薬などを塗るほうが効果的なこともありますので、かならず皮膚科の医師に相談してください。

CHECK

ケミカルピーリングにまつわる小さな誤解

ケミカルピーリングに、みなさんどんなイメージをお持ちでしょうか？

肌にある余分な角質をとりのぞき、肌の再生を促すため、ニキビ治療だけでなく、シミや肌のたるみにも効果が期待できる治療として、注目を集めています。

美容目的のピーリングはエステやサロンでも受けることができますが、ニキビ治療のケミカルピーリングは、皮膚科などの医療機関だけが施術できると法律で定められています。ただ、いずれも保険適用外です。

ケミカルピーリングとは、そもそも「化学的に剝がす」という意味ですから、皮膚に薬品を塗って角質の表面を剝がすことで新しい肌になる、とイメージしがちなのですが、そうではないことがわかってきました。皮膚が実際に剝がれているわけではないのです。

ケミカルピーリングの処置そのものは、とてもシンプル。薬品を肌に塗って、拭きとったらおしまいです。

日本人の肌に合うピーリング剤として、最近はグリコール酸が使われることが多いようですが、このグリコール酸を塗った直後の肌では、じつは角質がほとんど剥離していないことが明らかになっています。

「酸」と聞くと、肌を溶かすイメージを抱きがちですが、実際は表皮細胞の酸受容体を介して、代謝が低下している角質と角質の接着をゆるめ、古い角質を剥がれやすくする働きがあります。

簡単にいえば、**化学反応を利用して肌のターンオーバーを早めているということ。**

ピーリング剤自体がじかに肌を剥離させるわけではなく、**酸を使って化学反応を起こすことで表皮基底細胞《きていさいぼう》の増殖がうながされるため、肌の再生も早まっている**のです。

もちろん個人差がありますが、正しく治療をおこなえば、本来のきめ細やかでハリのある肌の組織構成がよみがえる効果も期待できると思います。

CHECK

ニキビは潰してもいいもの!?

ターンオーバーの乱れが原因

若い頃にはできなかったのに、大人になってからニキビができるようになってしまったという方が意外と多くいらっしゃいます。10代のときのいわゆる「思春期ニキビ」は、皮脂分泌が過剰に起きることがおもな原因。そのため、乾燥肌の人にはあまりできません。でも大人のニキビは、肌質に関係なくできてしまいます。

思春期ニキビも大人のニキビも、ニキビができてしまうメカニズム自体は、じつは変わりません。皮脂などによって詰まってしまった毛穴でアクネ菌が増殖し、炎症が起こっている状態です。

ただ、思春期ニキビは毛包（毛の根元にある袋状の部分）で皮脂がたまることが原因なのに対して、大人ニキビは、遺伝因子や体調不良が原因といわれます。

毎日メイクをしなければならなかったり、心身のストレスなど、さまざまな要因が重なって、肌のターンオーバーが乱れがちになることも要因です。同じ箇所に何度もできてしまったりするのも、肌の代謝機能が乱れている証拠です。

自分で潰すのはNG。洗顔は泡でやさしく

ニキビぐらい自分でなんとかできると思ってしまいがちなのですが、いつまでたっても治りがわるい場合は、すぐに皮膚科に相談しましょう。皮膚科の敷居はけっして高くないので、心配なら相談して適切な治療を受けるのがいちばんだと思います。

ニキビの根本原因は先述したとおりですが、それが何によって起きているのかは人によって違います。皮膚科を受診すれば、肌に触れるものや合わない化粧品の成分、食事など、自分の見直すべき部分が見つかるはずです。

また、ニキビはそもそも潰《つぶ》してもよいものですが、自己流で潰してしまうと悪化する

ことがほとんど。ですから、かならず皮膚科で潰してもらいましょう。

炎症を抑える薬や殺菌作用のある薬やビタミン剤なども処方されますから、回復が早まって肌のターンオーバーも本来あるべきスピードに戻りやすくなります。

ニキビを予防しようと、1日に何度も顔を洗う方がいらっしゃるのですが、これはすぐにやめましょう。洗いすぎは乾燥を招き、傷ついた表皮が角質を厚くすることで毛穴をふさぎ、逆に油分が詰まってニキビの原因になってしまうこともあるからです。

メイクをきちんと落とそうとゴシゴシこすってしまうのもNG。クレンジングなら浮かせて洗い流すものを。石けんならしっかり泡立てて、やさしく洗ってください。

また、毛穴の汚れが気になるからといって、くれぐれもスクラブ入りのものは使わないように。57ページでもお話ししましたが、スクラブは肌を傷つける原因になってしまうので、基本的にどの肌にもよくありません。

皮膚科に行けば、洗い方や洗顔回数を含め、あなたに合った処方をしてもらえます。

ニキビはひとりで悩まずに、まずは皮膚科へ行ってみましょう。

CHECK

水蒸気やスチーム、顔に直接あてると逆効果!?

医学的には乾燥肌を招く

クーラーや暖房で部屋が乾燥しているからと、スチームが出る機器を使って顔に水蒸気をあてて乾燥を防ごうとする方がいます。でも、保湿効果は一時的で、使いすぎるとまったくの逆効果になるので注意が必要です。

じつは蒸気を顔に直接あてることでの保湿効果はほとんどなく、あてた直後はしっとりした気がしますが、その後すぐに水分は蒸発してしまいます。

さらに、肌が長時間温蒸気でふやけると、うるおいを保つのに大切な角質層の構造が乱れ、角質層より深部に蓄えられている水分を蒸発させてしまうため、結果的に肌自体が乾燥しやすくなる可能性があります。

また蒸気をあてつづけると、雑菌によりニキビなどの肌荒れを引き起こす原因にもなり得ますから注意してください。

乾燥を防ぐためにスチームを使うなら、肌に直接あてるのではなく、室内全体を加湿する方がおすすめです。静電気の防止にもつながって、長期的に肌を乾燥から守ってくれます。

気づかないうちに乾燥肌に!? ――意外と危ない静電気

化粧品の話からはそれますが、身近に肌にかかわる問題として、ちょっと気をつけていただきたいのが静電気。

静電気の刺激は、じつは肌の角質を傷つけます。肌のバリア機能が失われたり、ひどくなると炎症を起こすこともあり、さまざまな肌トラブルにつながる可能性があります。

また、**静電気が発生すると、ハウスダストなどの微細な汚れが肌に付着しますが、そ**

れが毛穴に入ってしまうと、ニキビの原因にもなるのです。

静電気を防止するためにまず効果的なのが、身にまとう衣類の素材に気をつけること。化学繊維やウールは静電気が発生しやすいので、できるだけシルクやコットン、リネンなどの天然繊維を身につけましょう。

部屋を乾燥させない工夫も効果的です。最近は、高気密・高断熱住宅が増えていて、暖房やクーラーで室温を調整する傾向にあります。そのような部屋は乾燥しがちですから、加湿して空気中の乾燥を防ぐのも、静電気防止につながります。

またアレルギーの原因となる室内の埃は、静電気によって発生しています。内装に使われている石油化学製品が静電気を起こすためです。

木などの自然素材は静電気を引き起こさず、埃も出ませんので理想的な素材だと言えます。ちなみに、木製の飼育箱で生活するマウスは、金属やコンクリートの飼育箱で生活するマウスより生存率が高いという研究結果が出ています。全身的によい影響があるわけですから、肌にもよい効果が期待できそうです。

CHECK

“ゴールデンタイムの睡眠が美肌をつくる”は根拠ナシ

成長ホルモンは入眠3時間後に出る

美肌効果を得るには、午後10時から午前2時までのゴールデンタイムに睡眠をとるのが効果的だと、よくいわれます。ゴールデンタイムと呼ばれる時間帯にとくに成長ホルモンが分泌されるので、肌にもよいというのです。

でも、この説に**医学的根拠はありません**。

というのも、成長ホルモンは入眠直後の熟睡期に分泌されるからです。

目安としては入眠してから3時間後。しっかり睡眠をとれば、何時に寝ても成長ホルモンはきちんと分泌されます。

もちろん早寝早起きがいちばんですが、現代社会の生活で午後10時に寝るのはむずかしいでしょうから、ゴールデンタイムを意識しすぎる必要はありません。

とはいえ、睡眠は健康な肌づくりには欠かせないもの。新陳代謝を促して肌を美しく保ち、シミやしみの予防にもつながります。

あなた自身が体調がよいなと感じるサイクルを見つけて、良質な睡眠を心がけてください。

CHECK

化粧品の「経皮毒」は科学的にはあり得ない

肌のバリア機能を信頼して

ここ数年聞かれる「経皮毒《けいひどく》」。心配されている方もいらっしゃると思います。日用品や化粧品に使われている化学物質が皮膚を通して体内に入り込み、子宮や肝臓に蓄積されてしまう……という、不安をかき立てる話が出てきています。

結論からいうと、販売されている化粧品を使う分には心配する必要はありません。人のからだのメカニズムを考えれば、起こり得ないからです。

まず、何度もお話ししていますが、**肌の表面にある角質層のバリア機能はかなりすぐれものですから、そう簡単に異物を浸透させることはありません。**

皮膚の構造はさらに、表皮・真皮・皮下組織と何層にもなっていて、それぞれの防御機能で外部からの異物の侵入を阻んでいます。通常の日用品や化粧品に使われている成分の分子量（＝分子の大きさ）では、こうしたバリアをすべて突破するのは、物理的に不可能なのです。

しかも異物が到達しうる角質層に毛細血管は通っていませんから、肌から吸収した成分が血流に乗って体内に運ばれるのは、これらの構造が破壊された時だけ、ということになります。

たしかに、一部の合成界面活性剤や溶解剤には、肌の角質層を破壊するような強力なものもありますが、そうした危険性の高いものは、日用品や化粧品に配合する成分としての許可が下りません。

ですから、一般的に売られている日用品や化粧品を正しく使用していれば、成分が血管を通って体内に蓄積されるなどということは、あり得ないのです。

万が一入ってきても免疫機能が働く

皮膚ではバリア機能が働いていても、毛穴から入ってくることがあるのでは？ という不安もあるかもしれません。

たしかに、毛穴から成分が侵入して毛穴内部の組織を通過し、血液に入るという可能性はゼロではありません。

でも万が一、血流に毒性のある成分が入ってくれば、今度はからだの免疫機能が発動します。わたしたちのからだにはもともと、有害なものが入ってきたら外に排出する力が備わっているからです。

それでも心配になってしまうなら、経皮毒に神経質になるよりも、肌を傷つけるようなことをしていないかに気をつけましょう。

洗いすぎなどによって皮膚の表面が荒れていると、肌のバリア機能も弱ります。

肌本来の機能をできるだけ乱さないように心がけてください。

ちょっとカルト色もある「経皮毒」

経皮毒の不安を煽《あお》る情報元は、マルチ商法などにも関連しているというのも事実のようです。10年ほど前になりますが、当時の経済産業省はある事業者に対して、「経皮毒という用語を使って他社製品の不安を煽り自社商品購入の勧誘をおこなっている」として、業務停止命令を出したことがありました。「経皮毒」の信奉者たちが、他社製品の不安を煽って自社製品を購入するよう勧誘していたのです。

これって、カルトにも似ていますね。不安につけ込んで勧誘する。そんな商法もいまだにあるようですから、注意してください。

あなたのからだも肌も、そして日本の成分規定の法律も、信頼に値するものです。不安を煽る広告には、くれぐれも惑《まど》わされないようにしましょう。

CHECK

最先端のテクノロジー「再生医療の幹細胞」事情

皮膚の修復には効果的

再生医療では、最先端テクノロジーともいえる幹細胞《かんさいぼう》をつかった治療もおこなわれています。**幹細胞──厳密には骨髄由来幹細胞、脂肪由来幹細胞など──を皮膚に直接注射したり点滴したりすると、損傷部位の修復がうながされるなど、肌へのよい効果がある**とされています。

その流れで、美容の分野でもシミやしわ、たるみなどの加齢による症状の改善を目的とした幹細胞注射の導入がはじまり、従来のレーザー治療や、ボトックスよりも効果があるのではと期待されています。

最近では「ヒト幹細胞エキス」などの化粧品も登場し、幹細胞の肌への効果が注目を集めているようです。

ただ残念ながら、**幹細胞がアンチエイジングに効果を発揮するかどうかは、まだエビデンスがとれていないのが現状**。幹細胞が肌の損傷部位を修復するのはたしかですが、それがアンチエイジング効果につながるかどうかは、まだ確実ではありません。

＋ 幹細胞がなぜいいの？

とはいえ、さまざまな可能性を秘めている幹細胞ですから、ここで少しだけ触れておきましょう。

わたしたちのからだは無数の細胞によって構成されていますが、健全な状態を保つためには、古くなった細胞を新しい細胞と入れ替えたり、ダメージを受けた部位を修復する必要があります。その際に活躍しているのが幹細胞です。

幹細胞とは、さまざまなからだの組織の細胞に分化できる細胞で、万能細胞とも呼ばれます。

分裂することで自らと同じ細胞を生み出す能力と、ほかの細胞に変化できる能力を合わせ持っている幹細胞は、状況に応じて必要とされる細胞を生み出すことができるのです。

この幹細胞ならではの性質を使って、病気やケガなどで損傷を受けた組織や細胞を治療する再生医療の実現のために、現在もさまざまな研究が進められています。

治療は信頼できる医療施設で

さて、**皮膚への幹細胞注射や点滴は、クリニックでも受けることが可能**です。

ただし、幹細胞そのものを使う再生医療は、厚生労働省が認めた特定認定再生医療等委員会によって、その治療の妥当性や安全性はもちろんのこと、医師体制や細胞加工管理体制についても、たいへんきびしく審査されます。

その審査を通ったあと厚労省に治療計画を提出し、受理されてはじめて治療が可能となるのです。

また過去には、幹細胞を利用する治療が、感染や異物混入、血管塞栓などにより重篤な健康被害を引き起こした例も報告されています。

ですから、もし治療を本気で考えているなら、正式なプロセスを踏んで厚生労働省に「再生医療等提供計画」を提出している、信頼できる医療施設を選びましょう。

STEP 03

おさえておきたい！
お馴染み美容成分の
ウソホント

The 53 Myths of
Skin Care Techniques

CHECK

シリコンは悪さをするのか
――毛穴に詰まるって本当？

医療用に使われる安全素材

最近では、シャンプーやコンディショナーに含まれるシリコンが、抜け毛やダメージ、においの原因になるという考え方が広まっています。だからできるだけノンシリコンのヘアケア製品を選んでいる、という方も多いかもしれません。

しかし、科学的なエビデンスからいうと、**答えはNO。**

シリコンが毛穴に詰まってからだに悪影響を及ぼすという根拠はありません。

一般的に「シリコン」といわれますが、正式には「シリコーン」と表記されます。

シリコーンは酸素とケイ素と有機基からなる有機ケイ素化合物で、熱や光に強く柔軟性があり、酸素透過性が高いなどの特徴があります。その**安全性もたしかなので、日用品や調理器具、医療用にも多く活用されています。**

とくにいま、医療用の肌テープで注目されているのがシリコーンテープ。術後などの傷を覆《おお》うガーゼをとめるために使うもので、粘着面にシリコーンが使われています。剥《は》がしたときに痛くなく、角質《かくしつ》も傷つけないので、肌に優しいすぐれものとして普及しています。

シリコーンは加工の仕方で液体にも固体にもなり、加熱しても変化しないのが特徴です。固形のものがあとで溶けたり、液体のものが固まったりするのでは？　と心配する方もいらっしゃるかもしれませんが、そうしたことは化学的に起こり得ないので安心してください。

＋ 肌についても害はない

ヘアケア製品でのシリコーンのおもな役割は、コーティング作用です。油性成分なのでたしかに落とす必要はありますが、肌につくこと自体に問題はないので、たとえ洗い残しがあっても、からだに害を及ぼすことはありません。

毛穴からからだにとり込まれて蓄積するというような情報もありますが、粒子の大きさを考えても、そんなことは起こり得ません。不安を煽《あお》る情報に惑《まど》わされる必要はないのです。

髪への影響という意味では、シリコーン配合製品でうたわれている効果に間違いはなさそうです。コーティング作用のおかげで、洗髪やすすぎの際の毛髪どうしの摩擦をやわらげるのも本当ですし、ダメージを受けてパサついた髪には艶《つや》のある質感を与えてくれるというのも事実です。

そんなわけで、**シリコン入りかノンシリコンどちらを選ぶかは、個々人のお好みしだい**だといえます。艶のあるなめらかな仕上がりが好みならばシリコン入りを、さらさらのサッパリした質感が好みならば、ノンシリコンを選ぶとよいでしょう。

気にすべきは「洗いすぎ」

ただ、ひとつ、みなさんに気をつけていただきたいことがあります。シリコン入りにせよノンシリコンにせよ、重要なのは、それは「**洗い方**」です。

頭皮は顔などの肌に比べてなぜか強いと思われがちですが、そんなことはありません。ですから、**ゴシゴシ爪を立てて洗ったり、強い刺激を与えたりするのはやめましょう。**

特に、頭皮に痒《かゆ》みがある方に、痒みの原因を洗い落とさんばかりに一生懸命その部分をこする傾向があります。地肌も髪もこすりすぎると傷つきますし、頭皮が傷つけば痒みの原因となります。指の腹を使って、できるだけやさしく洗うよう心がけてください。

また、1日に何回もシャンプーするのも、あまりおすすめできません。髪も肌も、洗えば洗うほど乾燥しますから、脂が出やすくなってさらに洗いたくなる、という悪循環も生じやすくなります。

肌に本来備わっている機能を生かすなら、シャンプーを使って頭を洗うのはじつは週2回でも充分。

もちろん、汗をかきやすい環境で働いているか、毎日デスクワークかなど、ライフスタイルによりますから一概にはいえませんが、洗いすぎるより洗わないほうが、髪にも地肌にも負担がありません。

最初はちょっと辛いかもしれませんが、洗う回数を少しずつ減らして本来のサイクルをとり戻すと、髪も肌も自発的に美しさを保てるようになります。

(!) 炭酸泉のヘア洗浄は地肌に効く⁉

高濃度の炭酸ガスを溶《と》け込ませた炭酸泉を使って頭を洗浄する「炭酸泉のヘア洗浄」は、毛穴や髪の毛にこびりついた汚れを落としてくれるという、自然派ヘアケアのひとつです。

皮脂《ひし》や古い角質《かくしつ》や老廃物、シリコーンやよけいな油分など、シャンプーでは落としきれない汚れも、炭酸の細かな泡の力により髪や頭皮から剥《は》がれ落ちる、というのがそのうたい文句です。

もともと炭酸泉は、血流をよくするという点では温泉よりも効果的ですから、頭がスッキリするのはたしかでしょう。たとえば形成外科では、脚に傷がある患者さんの治療にあたる場合、まず血行をよくするために炭酸泉を使うことがあります。

ただ、洗浄効果については、まだエビデンスがありません。

とくに、油分を落とすことを考えると、通常は界面活性剤のような乳化作用が必要ですから、それなしで汚れが落ちるという炭酸泉の効力は、いまのところ未知数です。

また、汚れに関しては、そんなにがんばって落とす必要はないというのがわたしの考え。人の皮膚にはそもそも、ついた汚れが自然に剝がれ落ちてキレイになる力が備わっているからです。

とはいえ、血行がよくなってとても気持ちがよいということであれば、炭酸泉のヘアケアを受けることには、健康上も何も問題ありません。

CHECK

合成ポリマーが肌の機能をおびやかす!?

ビニールの膜にはならない!?

化粧品に配合されている合成ポリマーはラップと同じ成分なので、肌の表面をビニールのように覆って皮膚の機能を乱すという、ちょっと不安を煽る情報もあるようです。

さて、本当でしょうか?

ポリマーにはそもそも、天然ポリマーと合成ポリマーの2種類があり、コラーゲン、ケラチン、広い意味ではたんぱく質が天然ポリマーになります。

それに対して合成ポリマーは、〝化学的に合成された高分子化合物〟のこと。

これはかなり大きな分類を意味していますが、化粧品成分としてはPEG、PPG、シロキサン、アルリル酸、セルロース、ジメチコン、カルボマーK、ポリオキシ○○、○○ポリマーと表記されているものが、合成ポリマーに該当します。

なぜポリマーが化粧品に使われるのかといえば、配合することで液体をゲル状にする乳化剤として働いてくれるから。

そのため、ポリマー配合のスキンケア製品を使うと、肌の凸凹を覆ってくれるので、肌触《ざわ》りがよくなり、肌のキメがそろったような感触が得られます。

そうした意味では、化粧品にポリマーが配合されているのは当然のこと。ねらった効果が得られるわけですから、化粧品には欠かせない成分ともいえるのです。

使いすぎなければ大丈夫

科学的に考えて、合成ポリマーが皮膚の常在菌《じょうざいきん》の活動を妨げてしまうことはないと思います。もちろん、**ラップ状になって蓋《ふた》をしてしまうこともない**でしょう。

たとえば、シリコーンも合成ポリマーの一種ですが、**酸素透過性が高いため皮膚呼吸を妨げることはありません。**

また、**化粧品に配合されている合成ポリマーは、水と親和性が高い水溶性ポリマーですから、水で顔を流せば簡単に落ちてしまいます。**

たとえ洗い残しがあったとしても、そもそも皮膚の代謝で古い角質は自然に脱落していきますから、いつまでもポリマーが肌に留まったままになることはないはずです。

ただし、1日に何度も洗顔してそのたびに合成ポリマー入りの化粧水を使っていたりすると、洗顔や摩擦により肌本来のバリア機能が乱れて乾燥肌になりやすくなる可能性はあります。

化粧品を過信しない

「この成分が危険」「この成分は大丈夫」と、さまざまな情報が錯綜《さくそう》していますから、つい翻弄《ほんろう》されてしまうのもわかります。

ただ、いつも意識しておきたいのは、化粧品の効果を過信しないということです。先ほどもお話ししましたが、**化粧品の役割は「肌を健《すこ》やかに保つこと」。**

たくさんの有効成分が入っているように表示されていますが、その割合は本当に微量で、効き《き》目というほどの効力は持っていないもの。ですから適度に使えば、心配しすぎる必要はないのです。

しかし逆に、化粧品の成分を過信してあれこれ使いすぎてしまうと、肌へのリスクも高まります。

肌は本来、何も手を加えなくても、自ら正常な機能を保つ力を備えています。そこによけいな成分がつけば、肌は正常な皮膚の機能を失いがちになり、乾燥肌や敏感肌を助長する原因にもなるでしょう。

こうしたリスクは、何も合成ポリマーに限ったことではありません。どんな成分も、肌にとってはいわば異物ですから、肌に悪影響を及ぼすリスクもゼロとはいえないのです。

化粧品の使用はできるだけ最低限にして、肌本来の機能をとり戻していくことが、健康な美肌を叶えるための近道なのです。

CHECK

ヒアルロン酸の知られざる一面

体内で細胞をつなぐ潤滑油

ヒアルロン酸は、コラーゲンとともに美肌効果があるとして、最近では数々の化粧品に配合されている成分です。

もともとわたしたちのからだにある成分ですが、加齢とともに減っていくという事実が明らかになって以来、「補わなくてはいけないもの……」として、肌に直接塗るスキンケア製品はもちろん、美容食品としても数多く販売されています。

ヒアルロン酸は、2種類の糖が交互に連結し、鎖状につながった高分子化合物で、皮膚や関節液など、体内組織中に広く分布しているもの。高い保水力と粘性があり、細胞どうしをつなぐ潤滑油やクッションのような役割を果たしています。

＋ 肌がうるおうわけではない

たしかにヒアルロン酸は保水性が高く、水分を保持して粘りけがあって密度が濃いゲル状を形成する機能があります。

ですから**肌の表面に塗ると、そこに水分が保たれ、一見ふっくらうるおいが戻ったように見えるのは事実**です。ただ残念なのは、この現象は肌に起こっているのではなく、塗ったヒアルロン酸に起こっているということ。ヒアルロン酸自体は保水して膜を作りますが、肌に水分を与えることはありません。そして、この膜が皮膚の水分蒸発を防ぐため肌の保湿状態が保たれるとされています。

反面、**保水膜が常に角質に触れているのは、常に濡れているのと同じ状態で生理的ではありませんから、角質層の構造が崩れ、皮膚から保湿因子が流出し自分の力で保湿ができなくなってきます**。塗った直後は調子がよいですが、やめると肌が乾燥するため、つねに塗りつづけなくてはならない……という悪循環を招くのです。

また、本来ヒアルロン酸は真皮《しんぴ》（＝皮膚下層）に存在しますが、ヒアルロン酸の分子量は大きいので、肌に塗っても角質層にとどまるのみで、真皮のヒアルロン酸を補う効果はありません。

＋ ヒアルロン酸注射の効果は一時的

美容医療では、皮膚にできてしまった深いしわを目立たなくする治療として、「ヒアルロン酸注入」の注射がおこなわれています。効果を実感している方もいらっしゃるかもしれませんし、実際、効果は出ます。

ただ、**直接注入しても、肌自体のヒアルロン酸生成力を高めることにはつながらないので、数年たてば、また元に戻ってしまう**というのが本当のところ。

もちろん、それでも満足という方もいらっしゃるでしょうから個々人の選択ですが、基本的には一時的な効果でしかありません。また、注射により皮膚壊死《えし》や視力障害を引き起こすリスクもありますので、信頼できる医師の治療を受けるようにしましょう。

CHECK

コラーゲンを食べてもコラーゲンは増えない

肌の真皮はコラーゲンでできている

コラーゲンも、みなさんもうお馴染《なじ》みの成分ですね。美肌効果があるとして、ドリンクやゼリー、錠剤などの健康食品はもちろん、コラーゲン配合のスキンケア商品もたくさん出回っています。

コラーゲンは、わたしたちのからだを構成するたんぱく質の一種で、体内の全たんぱく質の約30パーセントを占めるもの。そのうちの40パーセントは皮膚に、20パーセントは骨や軟骨に存在し、そのほかは血管や内臓などに分布しています。

肌に関していうと、皮膚の真皮（＝皮膚下層）は、じつはこのコラーゲンでできています。

真皮は、いわば皮膚の土台で、肌のハリや弾力をつかさどる部分。たんぱく質の繊維となったコラーゲンが、この真皮内で網目状のネットワークをつくり、肌に強さやハリをもたらしてくれているのです。

そのためコラーゲンがしっかりあれば、皮膚の弾力が保たれ、ハリのある若々しい肌が維持できます。

では、コラーゲンを食べればハリや弾力が復活するかというと、そう単純でもありません。

食べてもコラーゲンは増えない

コラーゲンを食べても、体内でコラーゲンになるわけではありません。

コラーゲンは肉や魚と同じ「たんぱく質」ですから、体内では消化酵素によってアミノ酸やペプチドなどのとても小さい分子にまで分解されてから吸収されることになります。

吸収されたアミノ酸は、体内でたんぱく質を合成する材料になりますが、それがコラーゲンになるとは限らないのです。

ビタミンCを補給するのは○

ただ、コラーゲンは確実にわたしたちの体内で生み出されているわけですから、その生成を助けることはできます。

その**コラーゲン生成に大いに役立つのが、ビタミンC**。コラーゲンをつくるためには欠かせない成分です。

つまり、コラーゲンを増やしたいなら、コラーゲンを食べるよりも、ビタミンCを摂取したほうが、より効果的だといえるでしょう。

CHECK

〝鉱物油が危険〟は昔の話
――安全性が高い保湿剤

皮膚を守る安全な油

鉱物油は石油が原料なので避けたほうがいいというイメージが、まだ根強くあるようです。化粧品でも「鉱物油フリー」という表示をよく見かけますね。

でも、本当に避けるべきものなのでしょうか？

鉱物油として代表的なのは、ワセリン、ミネラルオイル（＝流動パラフィン）、シリコーンオイルなど。そう、お馴染みなものばかりです。

こうした鉱物油の原料は「石油」。「鉱物油」と呼ばれるのは、石油が分類学上、鉱物に分類されるためです。

鉱物油は石油を精製して不純物をとりのぞき、無味無臭にした純度の高い油です。また、精製されたものは酸化しないので変質のリスクもなく、とても安定性が高いのも特徴。

石油から合成されるというと、なぜかよくないイメージがつきまといますが、病院で肌の保湿用にワセリンやミネラルオイルが処方されるのは、生体にとって影響が限りなく少ないからにほかなりません。

鉱物油は、わたしたちの皮脂とはまったく違う化学構造ですから、肌のバリア機能を破って体内に浸透《しんとう》することもありません。

肌表面に膜をつくり、外部の刺激から皮膚を保護するという意味では、**非常に安全性の高い油**なのです。

「鉱物油＝危ない」は昔の話

鉱物油が危険だというイメージは、まだ精製技術が充分でなかった時代の名残《なごり》なのかもしれません。ひと昔前、スキンケアクリームに入っていた純度の低い鉱物油が原因で、肌トラブルが問題になったことがありました。

けれども、そのような危険度の高いものが現在、化粧品成分として認可されることはありません。

唯一**デメリットをあげるとするなら、鉱物油は落としにくいという点**です。

保湿剤としてワセリンなどを使った場合、べたつきが気になるならティッシュなどでやさしく押さえて油分を加減するのがよいでしょう。ごしごし洗ってしまうと、肌の皮脂までそぎ落としてしまう可能性があるので気をつけてください。

CHECK

界面活性剤が怖いって本当？

界面活性剤なしでは生活できない!?

ナチュラルなものや環境に配慮したものを意識する方が増えているなか、界面活性剤はからだにも環境にもよくないので避けたほうがよいという認識もあるようです。分解されないので体内に蓄積したり、水の汚染にもつながる……というのが、その懸念。そのため最近は「界面活性剤不使用〜」をうたう化粧品やシャンプーも見かけるようになりました。

ただ、みなさんにまず知っていただきたいのは、**界面活性剤は自然界にも存在する成分だということ**。そして、界面活性剤なくしては、わたしたちのライフスタイルが回らないくらい、ごく身近なところでたくさん使われているということです。

界面活性剤とは、その名のとおり〝界面を活性化させる性質のある成分〟で、簡単にいうと**〝水と油を混ざり合うようにする成分〟**です。

水と油は本来混ざらないので、双方をコップに入れると分離して水と油の層ができます。そこに界面活性剤を加えると、水と油の境界線である「界面」が活性化され、混ざり合うようになります。

界面の働きを変え、馴染まないものを馴染ませる作用をする成分を「界面活性剤」と呼ぶわけです。

この界面活性剤には、浸透・乳化・分散という3つの作用があり、それぞれが総合的に働いて、衣類や食器などの汚れを落としてくれています。洗剤だけでなく、さまざまな日用品や食品にも使われています。

また、化粧品は基本的には水と油を混ぜ合わせたものですから、当然、界面活性剤が使われています。美容液やクリームなどのあのトロッとした質感は、界面活性剤の乳化作用によるものです。

＋ 合成界面活性剤の種類は膨大

界面活性剤には本当にさまざまな種類があるのですが、まずは**「天然界面活性剤」と「合成界面活性剤」に分けられます。**

牛乳のように、はじめから乳化された状態で生み出されたものに入っているのが天然界面活性剤。卵黄や大豆に入っているレシチンや、牛乳のカゼイン、大豆やお茶などに入っているサポニンが代表的な天然界面活性剤です。

それに対して、化学反応を利用して人工的につくられた成分が合成界面活性剤。「合成」と名がつくと悪者あつかいされがちですが、**いま日常で使われている界面活性剤のほとんどは、化学合成してつくられた「合成界面活性剤」**です。

石けんも、合成界面活性剤にあたります。

また合成界面活性剤を、〝水に溶かしたときにイオンになるかならないか〟で「陽イオン界面活性剤」「陰イオン界面活性剤」「両性界面活性剤」「非イオン界面活性剤」の4種類に分類する方法もあります。

このように合成界面活性剤にはさまざまな種類があり、現在では約数千種あるといわれています。

適切に使えば問題ない

合成界面活性剤とひと括《くく》りにしても膨大な種類があり、強力度もさまざまで、肌につけば危険なものも存在します。

例えば、食器用洗剤で手荒れが起きたなどの経験から悪いイメージを持つ方も多いようです。ただ、現在は「洗剤」「シャンプー」「化粧品」など、それぞれの用途によって合成界面活性剤の種類も使い分けがされているので、心配する必要はありません。

スキンケア製品に使われる界面活性剤のほとんどは、「非イオン界面活性剤」に分類されるもので、非常に低刺激で毒性もなく、アイスクリームや乳飲料の食品添加物としても使われているものです。

シャンプーや石けん、ボディーソープなどの洗浄剤については、合成界面活性剤の洗浄力の強さによって刺激の違いを感じることもあるかもしれません。ですから、肌にトラブルが生じたら、洗浄力の弱い「非イオン界面活性剤」などを使った洗浄剤に替えてみるのがよいでしょう。表示にはポリグリセリル、ソルビタン、DEA、MEAなどと記載されています。

ただし化粧品に関しては、肌に危険なリスクをもたらすような合成界面活性剤は、基本的に配合されていません。合う合わないはあると思いますし、もちろん使いすぎはよくありませんが、**適切に使う分には問題ない**と思います。

CHECK

シミ、しわ、ニキビにも効く治療薬
——市販のレチノールとはここが違う

処方は皮膚科で

これまで、シミやしわは一度できてしまうと、特別な美容手術を施《ほどこ》す以外にはなかなか改善がむずかしいとされていましたが、近年その効き目が実証された成分があります。**トレチノイン（＝レチノイン酸）**です。

トレチノインとは、ビタミンA（＝レチノール）誘導体の一種で、ニキビや老人性（日光性）色素斑などのシミや肝斑の治療に使われます。もともと血液中にごく微量流れているものなので、アレルギーを起こすこともありません。

アメリカでは、ＦＤＡに認可されたしわ・ニキビの治療医薬品としてとてもポピュラーですが、日本ではまだ認可されていないため、医師に処方してもらう必要があります。

そのおもな効果は、**肌のターンオーバーを促進すること**。現在は、強力な漂白作用のあるハイドロキノンと組み合わせて、肌の再生をはかる治療がメジャーになっています。

＋ 肌の再生がどんどん起こる

ではトレチノインを使うと、肌にどんなことが起こるのでしょうか？

トレチノインは表皮《ひょうひ》の細胞をどんどん分裂&増殖させ、皮膚の再生を促します。つまり**ターンオーバーを活性化する**わけですが、この際、**表皮の深い層にあるメラニン色素も外に押し出してしまうのが特徴**です。約2～4週間でメラニン色素を排出します。

その間に、漂白作用のあるハイドロキノンを併用して新しいメラニンの生成を抑制しておくと、結果的に表皮はメラニン色素の少ない、新しい皮膚に置き換えられることになるのです。

また、ニキビは、皮脂腺の機能が過剰になるとともに毛穴の入口が角質でふさがってしまうことで生じますが、トレチノインは、ターンオーバーが活性化することで毛穴がふさがりにくくなり、この皮脂腺の働きを抑える作用もあるため、ニキビ治療にも効果的です。

さらに、肌のコラーゲン増生を促す数少ない薬であるのも、トレチノインの特徴。ですから肌にハリを戻し、しわを改善する効果も期待できます。ただし、目じりなどの深いしわの場合は、少なくとも3か月は使用する必要があるでしょう。

市販のレチノールとはレベルが違う

このようにトレチノインの効果は絶大なのですが、日本では現状、化粧品や医薬部外品の成分としては認められていません。

その代わりに化粧品会社が配合しているのが「レチノール」。

このレチノール配合の商品に、トレチノインの効果がうたわれていることも少なくないようです。

しかし実際のところ、レチノールはビタミンAの別称で、トレチノインの正式名称である「レチノイン酸」に似ている気もしますが、その効果は100分の1ほど。

ですからレチノール配合のクリームなどを使用しても、トレチノインのような目に見える効果は期待できません。

効果があるものには副作用も

たしかに強い効き目があるトレチノインですが、**強い効果があるということは、副作用というリスクがあることも忘れてはいけません。**

トレチノインは強力な作用をもたらす薬剤であるため、使用すると反応性の皮膚炎が起こります。皮膚が赤くなったり、ぽろぽろと角質が剥がれるといった症状です。とくに使用開始すぐは、皮剥《む》けがひどくなることがありますので、保湿剤による充分な保湿が必要になります。

こうした症状は薬かぶれなどのアレルギー反応ではなく、トレチノインが効いている証拠ですから、問題はありません。ただやはり、医師の指示のもと経過を見ながら使用する必要はあるでしょう。

治療中の肌が紫外線を受けると炎症が悪化したり、色素沈着を引き起こす危険性もありますので、自己判断せずに医師に相談しながら使用してください。

また、妊娠中の方や妊娠予定の方は使用を控える方が安心です。外用の場合は胎児への奇形のリスクはほとんどないとされてはいますが、かならず医師に申し出るようにしましょう。

CHECK

ビタミンCはたくさん摂るほどよいわけではない

効能にはウソがない

ビタミンCが美肌や美白に効果があるというイメージは、かなり定着しているのではないかと思います。科学的に見ても、このイメージにウソはありません。

ビタミンCは、人が生きていくためには欠かせないビタミンのひとつで、とくに人間の皮膚細胞をつくるのに重要な栄養素です。

哺乳類のなかにはビタミンCを体内で生成できる動物もいますが、人間は生成できないため、食べものからつねに摂取する必要があります。

ただ、ビタミンCはバランスのよい食事をしていれば、通常は皮膚に含まれているものですから、神経質にならなくても大丈夫です。

ビタミンCのおもな働きとしては、**コラーゲン合成や紫外線による障害防止**です。からだがコラーゲンをつくる際に必要な要素であり、日焼けした肌のメラニン沈着を薄める効果や、抗酸化作用も確認されています。

このように、ビタミンCはからだにとっても肌にとっても非常に大切な栄養素なのですが、**たくさん摂取するほど効果が出るのかというと、そういうわけでもありません。**

多すぎると自然に排出される

厚生労働省の「日本人の食事摂取基準（2015年）」によると、ビタミンCの推奨量は、15歳以上の場合、男女とも1日あたり100ミリグラム。

というのも**1日100ミリグラム以上を摂取すると、吸収率が半分以下に低下し、自然に体外に排出されてしまう**からです。飽和量を上回る摂取は、尿から排出されるので過剰に蓄積されることはないということになります。

また、サプリメントなどで1日に1000ミリグラム以上のビタミンCを摂りつづけると、下痢や吐き気、また腎臓への負担となることが報告されています。

ほかの栄養素との相乗効果を考えても、できるだけ食べものから摂取することを意識しましょう。緑黄色野菜や果物など、かたよりなくバランスのよい食事をするのが、いちばん健康的だといえるでしょう。

もちろん、サプリメントで補ってもよいですが、サプリメントは主要成分よりも添加物が多く含まれている場合もありますので、摂りすぎに気をつけてください。

外用剤の効き目はまだ未知

最近では、ビタミンCの美肌効果を肌表面からもとり入れられるようにと、ビタミンC配合のクリームや美容液なども多数あるようです。とくにビタミンCが水溶性であることを憂慮して、「ビタミンC誘導体」という成分も登場しています。

効果を期待したいところですが、現状では、こうした外用剤としてのビタミンCがどのような影響を肌に与えるかを検証した科学論文はありません。

ただ、**「血液中のビタミンC濃度が低い＝皮膚に含まれるビタミンCが少ない」人の**

場合、その吸収率が高まることは確認されています。

しかし逆にいえば、**ビタミンCが体内に充分ある人は、外用しても吸収率が低い**ということですから、食事からの摂取を心がけていれば外用剤は必要ないといえるでしょう。

ビタミンC100ミリグラムってどのぐらい?

ビタミンCの含有量は、よく「レモン○個分」という表記がされますが、実際にはレモンよりもビタミンCを摂りやすい野菜や果物がたくさんありますので、ここでご紹介しておきましょう。おおよそですが、何個食べれば1日に必要な100ミリグラムを摂取できるかで、換算しています。

レモン(果汁) 8個
キウイフルーツ 2個
みかん 4個
いちご 中粒10個
柿 1個

キャベツ 生のもの2~3枚
ブロッコリー ゆでたもの1株
赤ピーマン 生のもの・大きめ1個
緑ピーマン 生のもの・大きめ2個
ゴーヤ 生のもの・大きめ1/2個

！イオン導入って効果があるの？

ビタミンCなどの有効成分を肌の深いところまで浸透させる試みとして、最近注目されているイオン導入。微弱電流を皮膚に流し、イオン化した有効成分を肌の深部に浸透させる治療法です。

外用するのに比べて皮膚に数十倍浸透させることができるといわれ、イオン導入を併用して美容成分を肌に注入することで、さらに効果が得られると期待されています。

このイオン導入は、最近では美容用語のように使われていますが、かなり以前から医療現場でも用いられている技術です。具体的には、局所麻酔薬、ステロイド、非ステロイド性抗炎症薬、抗菌薬、抗真菌薬、抗ウイルス薬、抗がん剤など、炎症や痛みを和らげる目的で使われてきました。

美白などの美容目的でおこなわれているイオン導入も、医療用と同じ技術が使われているわけですが、まだ実際の効果のほどは実証されていないのが現状です。

CHECK

"プラセンタ注射をしたら献血できない"ことの意味

原料は哺乳類の胎盤

美肌やアンチエイジングに効果絶大という宣伝が目立つプラセンタ。しわやたるみ、くすみの予防や改善、また美白効果などの目的で、美容皮膚科などでプラセンタ注射を受ける方も年々増えているようです。

ご存知の方も多いと思いますが、プラセンタについて簡単にご説明しておきます。

プラセンタとは、**哺乳類の胎盤《たいばん》**（**＝placenta**）のこと。**妊娠中の母体に一時的につくられる臓器で、母体と胎児の臍帯《さいたい》をつなぐ器官**です。

母親から供給される栄養分を胎児に供給するのと同時に、危険な物質が胎児に届かないように砦《とりで》のような役割も果たしています。胎盤には、たんぱく質をはじめ、アミノ酸、糖質、ビタミン、核酸、ミネラルなども含まれていますから、栄養成分は豊富だといえるでしょう。

そのため、プラセンタ商品は「強い生命力」や「若返り」というイメージを押し出しています。

このプラセンタのなかでも、人の胎盤を原材料としているのが、プラセンタ注射薬。医療用医薬品であるため、健康食品や化粧品に使うことはできません。化粧品やサプリメントには、現在は豚や馬由来のプラセンタエキスが使われています。

注射の効果は持続しない

医薬品であるプラセンタ注射薬は、本来「慢性疾患における肝機能障害」「更年期障害・乳汁分泌不全」と診断された場合に処方されます。そのほかの美容効果などを目的とした用途については、保険外の適用です。

実際に医師たちも、このプラセンタに「冷え性などの改善」「消炎・鎮痛作用」「抗アレルギー作用」などの効果を期待して使用しますが、**現状でいえるのは、効果は一時的なもの**であるということ。

注射した直後は、プラセンタエキスの栄養素が全身に行きわたりますから、肌の調子がよくなったと感じられます。しかし、しばらくすれば元に戻ってしまうのです。

つまりプラセンタのアンチエイジング効果を持続させるためには、注射を一生打ちつづける必要があるということ。

それももちろん選択肢のひとつですが、継続した結果どんなリスクが生じるかなどの研究はまだありませんので、それを理解して注射を受ける必要があります。

理論上は感染症のリスクも

また、プラセンタに関してもうひとつ知っておいていただきたいことがあります。

ヒト由来のプラセンタ注射を過去に受けたことがある人は、献血ができない、ということです。

具体的には、クロイツフェルト・ヤコブ病（＝ＣＪＤ）の伝播リスクがゼロではないから、というのがその理由。ＣＪＤとはプリオン病の一種で、感染性を有する異常プリオンたんぱくが脳に蓄積した結果、脳神経細胞の機能に障害が生じる致死性の疾患です。

プラセンタは抽出する過程で、家畜から人に感染する病原体をとりのぞくための加熱滅菌処理が施されます。しかし狂牛病が問題となって以来、「加熱しても死滅しない病原体（プリオン）」の存在が明らかになり、牛の胎盤の利用は禁止されました。

現在のところ、プラセンタ注射薬が関係したＣＪＤの発症は報告されていませんが、この病気については解明されていないことが多く、また輸血時の科学的検査法も確立していないため、献血が禁止されているのです。

現在使用されているプラセンタ注射薬の添付文書にも、「理論上、未知のウイルスや感染症のリスクはゼロとはいえないことから、患者に対して十分に説明してから投与するように」と書き添えられています。

＋ 有効性・安全性はまだ未知数

多くの商品に、〝プラセンタ１００００ミリグラム配合〟〝プラセンタエキス原液

100パーセント〃などの表示がありますが、製品中の「有効」成分量を表示している製品はいまのところありません。

メーカーが原材料の出所や製造過程などを明らかにしていないため、有効性・安全性についても、わからないことが多いのが現状です。

ちなみに、国立健康・栄養研究所がまとめた「『健康食品』の安全性・有効性情報」の中の「素材情報データベース」では、プラセンタの肌に対する有効性情報は「文献のなかに見当たらない」としています。残念ですが、**現状ではまだ、安全性や有効性が確実とはいえない成分**なのです。

CHECK

手づくり化粧品はニキビにNG!?
――グリセリンの二面性

もともと体内にある成分

保湿作用にすぐれたグリセリンを使って、手づくり化粧水に挑戦する人が増えているようです。とても簡単につくれてしっかり保湿効果が得られるため、注目されています。

ここでグリセリンの効能や特質について、お話ししておきましょう。

グリセリンとは、無色透明の液体で、アルコールの一種。**強い保湿力と吸湿力を持つ**ことから、化粧品や軟膏などに利用されています。高等植物や海草、動物などに広く含まれ、人間の体内では脂肪酸と結合することで、中性脂肪として存在しています。つまり、**わたしたちはもともと、動物性のグリセリンを持って**

いるのです。

安全性も高く、もともと体内にある成分ですから刺激もほとんどありません。また、**保湿性だけではなく、水分を外部からとり込む吸湿性を持っているのが特徴。**

逆にいえば、グリセリン濃度が15～20パーセント以上のものを肌に塗ると、肌の水分を奪ってしまうこともあるため、手づくり化粧水などに使う際には、濃度に注意する必要があります。

また外気中の水分を吸うので、グリセリン配合の化粧水はかならずキャップをしっかりしめるようにしましょう。

＋ 医薬品に使われるのは合成グリセリン

グリセリンには、ヤシの実などの油脂を原料とした天然グリセリンと、石油を原料とする合成グリセリンがあります。

合成グリセリンは石油由来のためイメージがあまりよくありませんが、不純物が植物由来に比べて極端に少なく、純度が高いのが特徴。そのため、医薬品にはかならず合成グリセリンが使われます。

一方、医薬品以外の化粧品向けには通常、植物由来のグリセリンが使用されています。

アクネ菌はグリセリンが好み!?

グリセリンは、ニキビを悪化させる要因になるから避けたほうがよいという情報もあるようです。これは、ある製薬会社が２００９年に公開した研究調査にもとづいています。「アクネ菌の保湿剤に対する資化性《しかせい》」です。

こういうと、なんのことだかわかりにくいですが、資化性とは「微生物がある物質を栄養源として利用して増殖できる性質」のこと。つまり**保湿成分がアクネ菌にとってどのくらいエサになりやすいかを調べた**わけです。

この調査では、化粧品によく使われる14種類の保湿成分を選定し、それぞれをアクネ菌に与えて増殖率を測定しました。

その結果、**何も配合しない状態に比べて、グリセリンは4倍の資化性を示しました。**

つまり、**グリセリンは「アクネ菌の増殖につながる」という結果が出た**のです。しかし、実際にニキビが増えることを証明したわけではありません。

成分の二面性を忘れずに

ただし、だからといって、グリセリンがよくない成分だという話にはなりません。

保湿剤として多くの化粧品に配合されているグリセリンが、アクネ菌に対する資化性を持つ成分のひとつである、という事実がわかっただけです。

こうしたデータから判断すべきは、グリセリンが成分として肌によいかわるいかではありません。**化粧品に配合されている成分には、かならず二面性があります。どんな成分にもメリットとデメリットがある**のです。

化粧品の相性に個人差があるのも、そのためです。

化粧品選びの基準は、よい成分かわるい成分かを見定めることではなく、「あなたに合うか合わないか」です。

こうした**成分の二面性を忘れずに、自分に合う化粧品選びをしていただきたい**なと思います。

CHECK

サプリで補う効果あり!? コエンザイムQ10

エネルギーをつくるのに不可欠

コエンザイムQ10は、アメリカでは20年以上も前から使われる一般的なサプリメント成分です。安全性が高いことから、食品、化粧品にも配合できるようになり、日本でも2001年から食品成分としての利用を認可され、「美容によい」「疲労を回復する」といった効果をうたった健康食品がたくさん販売されるようになっています。

実際の効果のほどは、どうなのでしょうか？

コエンザイムQ10は、細胞が適切に機能するために必要な抗酸化物質で、わたしたち自身が体内にもともと持っている成分です。

人の心臓はつねに休むことなくポンプ運動をおこない、からだのすみずみに酸素や栄養素を送っているわけですが、**心臓を動かすこのエネルギーを生み出すのに不可欠な成分が、コエンザイムQ10。**

心臓、肝臓、腎臓、膵臓、そして皮膚の細胞にも含まれていて、細胞内で**成長や健康の維持に必要なエネルギーをつくり出す役割を果たしています**。生きるために必要なエネルギーをつくり出すと同時に、からだを酸化から守ってくれている成分なのです。

生きていくうえで必要不可欠な存在なのですが、年齢とともに減少してしまうのも事実。ですからサプリメントで補っておくのはわるくなさそうです。

エビデンスはまだなし

実際、コエンザイムQ10を摂取することが、一部の心血管疾患に有効である可能性も研究されていますし、小じわを軽減して皮膚をなめらかにする可能性なども研究されています。ただ、現時点ではまだ結論を得られていません。

また肌への外用についても、効果を報告した論文はまだないのが現状です。

CHECK

いまいちばん安全な防腐剤・パラベン

わるいイメージは30年以上前の情報

みなさんはパラベンにどんなイメージをお持ちでしょうか？　肌によくないと思っている方もまだまだ多いようです。そのせいか、「ノンパラベン」「パラベンフリー」など、防腐剤無添加とうたわれるスキンケア商品も数多く見られます。

「防腐剤」とはその名のとおり、商品の腐敗を防ぐために配合されている化学添加物のこと。もちろん**化粧品だけではなく、食品や医薬品などさまざまなものに入っています。**

そのなかでも馴染み深いのがパラベン（パラオキシ安息香酸エステル）ですが、パラベンは本当に肌やからだによくない成分なのでしょうか？

たしかにパラベンは人工的に合成された添加物です。しかし現在では、ラット検証や人体検証も含めた研究により、**パラベンはもっとも低刺激ですぐれた防腐効果を持つ安全性の高い成分としてのエビデンスがとれています。**

おそらく、この「パラベン＝肌の害になる」というイメージは、パラベンが以前、表示成分のひとつであったことが原因のようです。

無添加化粧品のところでもお話ししましたが（＝27ページ）、パラベンは30年以上前に当時の厚生省がつくった「アレルギー反応を起こす可能性のある表示成分」のリストに含まれていました。

ただ、先述したとおり、この旧表示指定成分の内容は古く、当時危険とされた成分のなかには、現在は健康食品としてサプリメントで販売されているものさえあるほど。

ですから、「パラベン＝危険」の認識はあらためる必要があります。

安全性が保証されなければ、現在は許可が出ませんし、そもそも食品に使えるはずはありません。**パラベンやメチルパラベンは、防腐剤としてもっとも刺激がなく安全なものといえますから、悪者あつかいする必要はない**のです。

＋「防腐剤フリー」は基本あり得ない

では、最近多々見かける「パラベン不使用」商品についてですが、**パラベンが使われていないということは、当然ながらほかの防腐剤が配合されているはず**です。

そもそも化粧品として販売許可を得るためには、「未開封で3年間保存が可能」という条件をクリアする必要があります。

防腐剤の配合なしに、この条件をクリアすることはほぼ不可能ですから、たいていの化粧品には、防腐剤もしくは、それに代わる成分が添加されているでしょう。

ただし、もし防腐剤が本当に無添加で3年保存の条件をクリアできない場合、「消費期限を化粧品の目立つところに記載すること」で販売の許可を得られます。

つまり、**本当に防腐剤不使用の化粧品には、かならず消費期限が明記されているはず**です。防腐剤がどうしても気になる方や、パラベンにアレルギーが出てしまう方は、こうした消費期限つきの製品を使うのがよいでしょう。

⊕ 成分にリスクはつきもの

ただ、注記しておきたいのは、どの成分にもアレルギー反応が出てしまうリスクはあるということ。パラベンはかなり低刺激で安全性が高い成分ですが、それでもアレルギーを引き起こす可能性がゼロだとはいえません。大部分の人にとって大丈夫であっても、ある人にとっては合わない可能性もあるのです。

しかし、これはどの成分にもいえること。先ほどもお話ししましたが、何かの作用があるということは、かならず副作用もあります。成分にはいつもメリットとデメリットの二面性があるものだからです。

そうした**二面性を考慮してもなお、パラベンはリスクがかなり低く安全な防腐剤であると位置づけることができます。**

CHECK

セラミドは補う価値ある希有な成分

バリア機能そのものを強化

最近ではよく耳にするようになった「セラミド」。肌によさそうなイメージがありますが、実際はどんなものなのか、案外わかりにくいかもしれません。

セラミドは、表皮のいちばん表面の層である角質層に存在していて、細胞と細胞のあいだを埋める「細胞間脂質《さいぼうかんししつ》」のひとつです。

セラミドは、水にも油にも馴染まないという特殊な性質を持っていて、角質層で水と脂の層を交互に挟み込んで細胞のあいだに並んでいます。

セラミドの役割は、この水と脂が重なり合う構造を、混ざらず崩れないように保持す

ること。水と脂をサンドイッチ状に挟んで保持しているのです。

こうして細胞と細胞のあいだを埋めていくことで、体内から水分が蒸散するのを防いでいるのと同時に、外部の刺激から肌内部を守っています。

つまりセラミドは、**肌のバリア機能そのものをつくっている**ともいえるのです。

健康な肌に導いてくれる

水とも油とも違う複雑な機能性を持っているこのセラミドの特質は、ほかのどの化粧品成分とも代替できないもの。

コラーゲンやヒアルロン酸のように保水性を有しているわけではないので、すぐにしっとりうるおうというような即効性はありません。

ただ、**長期的な意味では、肌機能そのものを正常に整え、肌の自己再生力を高めて健康な肌へと導いてくれる、希有な成分だといえる**でしょう。

そのため、アトピー性皮膚炎の方にもおすすめすることができるのです。

＋ 化粧品で補うのも◯

セラミドも、残念ながら**歳を重ねるごとに減ってしまう成分のひとつ**。セラミドが不足すると、**肌が乾燥してしわやたるみができたりするだけでなく、バリア機能そのものも低下**します。

ただ、セラミドは**化粧品の成分が浸透しやすい角質層に存在していますから、スキンケアで補うことが可能**です。

ちょっとお値段が張る商品が多いようですが、その場しのぎではない肌ケアを考えるなら、とり入れてみたい成分だといえそうです。

＋ 食品からも摂取できる

セラミドは、身近な食品にも含まれています。

たとえば、お米、小麦、乳製品、大豆、そしてこんにゃくがあげられます。

こうした食品やサプリメントでも摂取できますが、**口にしたセラミドが体内ですべてセラミドになるわけではありません**。理由は94ページでお話ししたコラーゲンと同じです。

セラミドは肌のターンオーバーの過程でつくられるものなので、**セラミドの原料をある程度摂取し、ターンオーバーを高める食品をバランスよく食べたほうが効果的**だと思います。肌の代謝に必要なビタミン類や、肌をつくるたんぱく質——とくに体内で生成できない必須アミノ酸などです。

ビタミン類は野菜や果物から、必須アミノ酸は大豆製品や鶏肉や豚肉、魚やヨーグルトなどから摂取することができます。

また紫外線によるダメージは、肌のターンオーバーを乱す最大の要因ですから、**日々の紫外線対策はセラミドケアとしても、とても大切**です。

CHECK

あなたのシミ、どれですか？ シミケア商品には要注意

シミにはおもに4種類ある

顔にできてしまったシミは、誰にとっても悩みの種。できるだけ薄くしたいと願わずにはいられません。

しかし、シミといっても、じつはさまざまな種類があります。そして種類によってケアの仕方も違います。間違ったケアはシミが悪化する原因になることもありますから、**シミの種類に合った対処が必要**です。

シミには大きく分けて、おもに4種類あります。

①老人性色素斑（ろうはん）、②そばかす（雀卵斑《じゃくらんはん》）、③肝斑、④炎症後色素沈着、

▶ シミと黒子の種類

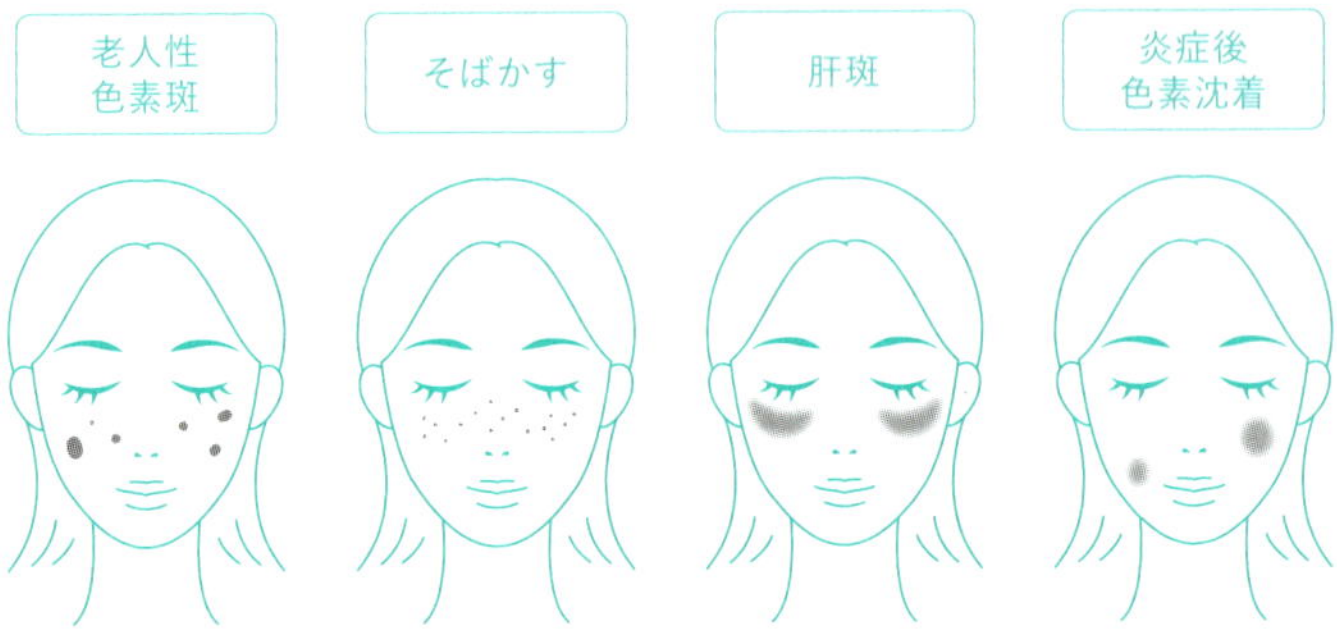

境目が明瞭な円形のしみ。左右非対称。

左右対称の粒状のしみ。鼻にも出る。

両ほほに、左右対称にもやもやと広がるしみ。

堺界がわかりにくくムラがあるしみ。

の4種類。このうち圧倒的に多いのは、①老人性色素斑と③肝斑です。

それぞれの特徴を簡単に見ていきましょう。

【①老人性色素斑（ろうはん）】

顔中どこにでもできる円形のシミです。その大きさはさまざまで、とくに規則性はなく、一般的に「シミ」と呼ばれているものに当たります。平らで境界がはっきりしている茶褐色のシミです。

ちょうど加齢を感じる頃から出はじめ、手の甲や腕にもできることがあります。

年齢とともに数が増えたり、色が濃くなったりすることもあります。

この老人性色素斑のおもな原因は、別名

「日光黒子」とも呼ばれることからもおわかりのとおり、紫外線です。長年浴びつづけた紫外線によって肌のメラニンが増加し、肌から排出されずに残ると老人性色素斑ができます。

【②そばかす（雀卵斑）】

目の下から頬骨にかけて、直径1～4ミリの丸い小さなシミが多数できるのが特徴。雀卵斑とも呼ばれます。鼻のつけ根や目の下、両頬にできることが多く、顔以外にも、背中や手に発生する場合もあります。

季節によって色が変化するのもその特徴。紫外線が強い春から夏にかけて、色が濃くなりがちです。

そばかすができる原因は、おもに遺伝が関係しているといわれます。早い人では3歳ごろから出はじめ、通常は大人になるにつれて色が薄くなったり、消えてしまう場合が多いため、さほど心配する必要はありません。

ただし、大人になってもそばかすが濃く残っている場合は、遺伝とは別の要因で発症した可能性があります。

［③肝斑］

肝斑は、56ページでも触《ふ》れていますが、頬骨のあたりを中心に左右対称に生じるのが特徴。目の周りを避けて発生し、場合によっては額や口周りに出ることもあります。30〜40代の女性に多く見られ、閉経後しばらく経つと薄くなる場合が多く、60歳以降になってから発症することは、ほとんどありません。

たしかな原因はわかっていませんが、女性ホルモンによる影響のほか、摩擦による刺激も大きく関係していることがわかっています。

［④炎症後色素沈着］

シミとして残る「色素沈着」にはいくつかありますが、なかでもよくあるのが「炎症後色素沈着」です。火傷《やけど》・ニキビ・虫刺され・かぶれ・アトピー・切り傷など、皮膚が炎症を起こした部分が、シミとなって肌に残ります。

老人性色素斑と違い、境界はわかりにくく、色調もムラがあります。どの年齢でも起こり得るものです。

炎症が起きると、肌は新しい細胞をつくってダメージを回復しようとします。その際に、メラニン色素が過剰に生成されてしまい、肌内部に残って蓄積されたものが「炎症後色素沈着」です。

自然に消えてしまうものが大半ですが、紫外線の影響によって残る場合もあります。

＋ 一度できたシミは消えにくい!?

シミに効くという化粧品も数々見られますが、本当のことをいうと、**一度できてしまったシミはそう簡単には消えません。**

シミの正体はメラニンが集まったものですから、メラニンを含んだ細胞を表皮から排出させることができれば理論的には消えるはずですが、実際にはかなり時間がかかります。

とくに①の老人性色素斑は、なかなか薄くなりません。本格的に消すためには、レーザー治療が必要になります。

唯一、肌のターンオーバーによって薄くなっていく可能性があるのが、④の炎症後色素沈着。ただし、治るのには半年から1年以上という時間がかかります。

シミ消し化粧品には要注意

みなさん、案外ご存知ないかもしれませんが、**美白化粧品にうたわれる「美白」とは、〝肌の色調変化を「予防」すること〟と定義されています**。ですから、美白化粧品でみるみる肌が白くなるというようなことは、基本的には起こり得ません。

有名なシミ対策クリームにも、効能としてはこう書かれています。

「メラニンの生成を抑え、シミ、そばかすを防ぐ」

抑えて防ぐだけで、治すわけではないのです。

あえてあげるとすれば、ビタミンCや抗酸化作用のあるアミノ酸の一種L-システインは、長期的に摂取すれば効果が得られる可能性はありますが、やはり即効性はないと思ってください。

シミの元であるメラニンは、紫外線、ニキビ、ケガ、刺激の強い成分、摩擦など、肌のあらゆる「炎症」に反応して生成されます。

シミに有効とされる成分は、じつは刺激の強いものが多く、肌に炎症を起こしやすいこともわかっています。シミを薄くするはずが、刺激のせいで逆にシミを濃くしてしまうこともあるということです。また、効果が強いものには白斑《はくはん》を作るというリスクがあることも否定できません。

できるのは、ひたすら「予防」

ここまでお読みいただくと、なんだか希望がないように思えてしまうかもしれませんが、**何より大切なのは、これ以上シミを増やさないこと**です。

そのためにすぐできて、効果が実証されているのが**紫外線対策と摩擦を防ぐこと。**

紫外線対策に関しては、日焼け止めを一年を通して塗ることが大切です。

紫外線のダメージを抑えることは、肌のターンオーバー機能を正常に働かせることにもつながります。ですから結果的には、できてしまったシミが少しずつ薄くなっていくという、好循環にもつながるのです。

！ホクロとシミの違いって何？

ホクロについても触れておきましょう。ご存知のように、皮膚にみられる濃褐色の色素斑で、メラニンを含む母斑細胞の集合したものです。シミができるのは皮膚の表皮であるのに対して、ホクロは真皮――つまり皮膚の深い層にできます。

そのため、根本的にホクロをとるためには、メスを使って切除する必要があります。最近ではレーザー治療でも対応していますが、表面の色素を除去して目立たなくしているだけで真皮にはまだ母斑細胞が残っているため、再発することもあります。

良性のホクロには、とくに害はありません。ただし、メラノーマ（＝悪性黒色腫）であることが稀《まれ》にあるので、色が真っ黒なものや出血するものは注意する必要があります。

また、日本人の場合、手のひらや足のうらなどにホクロが出現した場合、メラノーマである可能性が高いといわれていますので、医師の診察を受けるほうがよいでしょう。

STEP 04

医師が教える「肌構造が甦るシンプルスキンケア」

The 53 Myths of
Skin Care Techniques

CHECK

スキンケア製品は複数使うと効果が弱まる

同時並行して使うと効果ダウン

毎日のスキンケアというと、化粧水のあとに乳液、そして美容液、ときにはクリームも……と、毎回、数種類のスキンケア製品を使っている方も多いかもしれません。

でも化粧品は、じつは**複数使うほど狙った効果が出にくくなります。**

たとえば、医師が医薬品の外用剤を処方する場合、同じ部位用に何種類も薬を出すことはありません。それぞれの成分がお互いを阻害し合って、結局どの成分の効果も得られないという結果になりがちだからです。

また正常な肌は本来、何もしなくても自然に新陳代謝を繰り返して美しく生まれ変わるシステムを持っていますから、**肌につける成分はできるだけ少ないほうがよい**、というのもその理由。

さまざまな成分を使うほど、肌本来の機能が乱され、アレルギーなどが発生するリスクも高くなります。

化粧品に入っている成分は、もちろん医薬品に比べればとても弱いものばかりですが、同時並行していくつも使うのは、おすすめできません。

化粧品に相乗効果は期待できないと考える方がいいでしょう。

化粧品の成分を過信しないで

本当にさまざまな化粧品が出回っていますから、自分に合っているものを選べているのか不安になったり、あるいはもっとよいものがあるのではと、つい期待してしまうのもわかります。

でも、思い出してください。**化粧品の役割は、「肌を健《すこ》やかに保つこと」**でした。薬のように肌の不調を治す力や、劇的によくする力は、そもそも持っていないのです。

すぐに目に見える変化があるはずだと期待して使うと、あやまった判断をしがちです。**何種類ものスキンケア製品を重ねづけしたり、とっかえひっかえ使ってみたりすると、かえって肌に害を与える結果を招きます。**

化粧品には、危険な成分が入っていることもない代わりに、万人にすごく効《き》く成分も入っていません。そして、どんな有効成分がうたわれていようと、薬ではありませんから、正直なところ、その効果に大差はないともいえるのです。

成分はひとつに的を絞って使うのが○

化粧品を使いたければ、まずは自分の肌がいまいちばん必要としている効果に的を絞って、ひとつの製品を選んでみてください。シミが気になるなら美白効果のあるもの、乾燥が気になるなら保湿効果のあるものなど、シンプルな効果をうたった化粧品がおすすめです。もし、合ってないなと感じたらやめればいいですし、飽《あ》きてしまったら、次に使いたいと思っていたものに変えればいいのです。

わたしたちが化粧品を使う理由は、気持ちよく楽しむためであって、治療するためではありません。肌本来の機能を邪魔しないためにも、厳選して使いましょう。

そして、わたしがおすすめするのは、**美容液かクリームのいずれか一点のみを使うケア。化粧水は原則必要ありません。**

成分でも香りでも、自分にしっくりくるなと感じるものを選んで、洗顔後にやさしく肌にのせてください。

これだけで、肌のもともとのターンオーバーを邪魔せず、バリア機能の傷害も少なく、肌をより自然に近いかたちで充分保護してくれます。

使うのがひとつだけなら、少し高価なものにも手が届くかもしれません。そうした満足感もきっと、肌にいい影響を与えてくれるでしょう。

CHECK

肌機能を甦らせるための2つの心得

使い方を見直して

せっかくお金と手間をかけるのですから、肌の逆効果になることは避けたいもの。

すぐに「何を使うか」ばかりに目がいきがちですが、どちらかというと、**気をつけなくてはならないのは、「どう使うか」**です。

実際に、肌が健康であれば、肌本来の自己再生力がしっかり働きますから、健《すこ》やかな肌が維持できます。アレルギーでなければ、化粧品の成分による大きなトラブルは起こらないでしょう。

でも、もしたびたび赤くなったり痒くなったり、肌に黒ずみがあるなど、すでにトラブルを抱えているなら、皮膚が本来持っている機能を回復させることを最優先にする必要があります。

＋ 肌はできるだけ「触らない」

そこで大切になってくるのが、2つの心得。

まずひとつは、**できるだけ「触《さわ》らない」こと**です。

肌に本来備わっている力を甦《よみがえ》らせてしっかり機能させるためには、そのシステムを邪魔しないことが、何より大切だからです。

〝マッサージしながら〟とか〝両手でパッティングしながら〟化粧水や美容液を浸透《しんとう》させるのがよいとする意見もあるようですが、皮膚の機能を考えるなら、おすすめできません。

接触や摩擦は、どんな程度であれ、肌にとっては刺激となるからです。

こすれる部分が固く黒くなることは、みなさんすでにご存知だと思います。たとえば、肘《ひじ》などがそう。当たらなくなれば柔らかくなり、色も元に戻ります。

顔だって同じです。

長期的な摩擦はシミや黒ずみの原因になりますし、シミの一種である肝斑も、手で触《ふ》れることで悪化することがわかっています（56ページもご参照ください）。

ですから、洗顔のときも、スキンケアをするときも、できるだけこすらず、触るのは最小限にします。肌の機能を甦らせるために、ぜひ心がけてください。

＋ 肌は「洗いすぎない」

肌の健康を回復させるために、もうひとつ気をつけたいのが**「洗いすぎない」こと**。

もちろん肌はキレイに保っておきたいですが、**肌は洗いすぎると傷ついてしまう**ということも忘れずに。

肌にはもともと新陳代謝があり、汚れがついても角質《かくしつ》の剝離《はくり》成分（＝つまり垢《あか》）と一緒に毎日自然に落ちていくもの。ですから、目に見える汚れがあるときは石けんなどを使いますが、**ふだんは水やぬるま湯ですすぐ程度でも、じつは充分**なのです。自分で毛穴の奥の汚れを落とそうとする必要はありません。

逆に、洗いすぎてしまうと、肌表面の皮脂《ひし》や常在菌《じょうざいきん》が減ってしまい、皮膚構造が傷つきやすくなります。その結果、乾燥や湿疹、細菌感染、アレルギーなどを起こすリスクが高まります。

じつはわたし自身、洗顔は週2回ほどしかしていません。そういうとみなさん驚かれるのですが、肌トラブルもとくになく、ごくごくたまに吹き出物ができてしまうことがあっても、すぐに治ってしまいます。

もちろん「洗わないでください」とはいいません。ただ、**できるだけ肌に触れる回数を減らし、洗いすぎない。**

これが**美肌を手に入れるための近道**であることはたしかです。

CHECK

クレンジングは「こすらない」が鉄則

肌に負担がないものを

日常的にわたしはほとんどメイクをしないので、クレンジングもあまり使っていません。しかし、多くの女性は、やっぱりメイクを楽しみたいときはあるでしょうし、お仕事でしっかりメイクが必要というときもあるでしょう。

そうなると、大切になってくるのはやはりクレンジングなのですが、これまたたくさんの商品があります。敏感肌用、ニキビ肌用、乾燥肌用……などなど、カテゴリもさまざまですから、何を選んだらよいか、迷うのも仕方ありません。

そこで、選ぶ基準にしていただきたいのが、次のふたつのポイント。

・肌への負担ができるだけ少ない
・使ったあと乾燥しない

どうでしょうか？　かなりシンプルです。

そして、このポイントを科学的にクリアしているのが、じつは**オイルクレンジング**。

オイルにもアルガンオイルやホホバオイル、マカデミアナッツオイルやアーモンドオイルなど、さまざまありますが、お好みの香りやテクスチャーで選んでかまいません。

これらの動植物から抽出されるオイルを「油脂」と呼びますが、この油脂はわたしたちの肌の皮脂《ひし》の成分ととても近いので、肌と馴染《なじ》みやすく、使用後に乾燥しにくいという性質があります。

じゃあ、ただのオイルを塗って拭きとるだけでもよいのでは？　と思う方もいるかもしれません。もちろんダメではありませんが、拭きとりは摩擦の原因になりますし、あとがべたつくので、石けんで簡単に洗い流すことをおすすめします。

⊕ こすらずにのせて、ちょっと待つ

オイルは、メイクや皮脂となじみ、簡単に肌から浮き上がらせることができます。クレンジングするというと、毛穴の汚れを落とそうとぐいぐい塗り込もうとする方がいますが、**いちばん効果的な使い方は、〝こすらずに、ただのせて、しばらく待つ〟。そのあと、石けんをよく泡立てて軽く洗い流します。**すると洗い上がりにつっぱりはなく、かといってべたつかない、ほどよいしっとり感が残るはずです。

また、仮にメイクがじゃっかん残っても、怖がる必要はありません。角質には汚れを自動的に排除する機能が備わっていますから、自然にキレイになります。

それよりも、毛穴の奥に浸透させようとぐいぐいやってしまうほうがよろしくありません。美肌を叶えるためにもっとも避けるべきは、肌への摩擦と刺激だからです。

CHECK

石けんとボディーソープ、使うならどっち？

使いすぎは肌トラブルの原因に

石けん、ボディーソープはいずれも、使いすぎると皮膚トラブルを引き起こします。

肌の生理機能はもともと、何もしなくても汚れを落としてキレイに保つように働くので、その作用の邪魔をせずに生かすことで、肌は健康的で美しく保たれます。

ノーメイクだったり薄化粧の場合は、水かぬるま湯で洗うだけでOK。 からだも、目に見えて汚れていたり、体臭が気になるときだけ洗浄剤を使いましょう。ふだんはお湯で流す程度で充分です。

＋ 石けんは泡立てが大事

成分表示では、石けんは「石けん類」、ボディーソープは「全身洗浄料」と書かれています。肌への刺激を考えると、石けんのほうが断然おすすめです。

それぞれに含まれている成分をもとに、簡単に説明しておきましょう。

石けんは、油脂とアルカリを原料とする弱アルカリ性の界面活性剤です。

石けんの洗浄力を正しく発揮させるために大切なのは、**しっかり泡立てること**。泡のミセル（＝界面活性剤などの分子やイオンが数十個から数百個集まってつくるコロイド粒子）で汚れを包み込んで落とすというが、石けんの正しい使い方だからです。

肌はもともと弱酸性なので、弱アルカリ性の石けんは皮膚上で中和され、界面活性剤としての効果はすぐ失われます。つまり、界面活性作用が肌の皮脂を取りすぎてしまうリスクは少なく、**肌のバリア機能が壊されることもありません**。皮膚科医が、肌トラブルを持つ患者さんに石けんをすすめるのもそのためです。

石けんは一部の病原体に対して消毒効果があるため、**殺菌成分を配合する必要がないというのもメリット**のひとつ。界面活性作用は肌で中和した時点で消えてしまうので、環境汚染につながる心配もありません。

ボディーソープは肌に残してはいけない

これに対して、**ボディーソープは界面活性剤としての効果が消えにくい**というのが特徴。石けんのように自然に中和されて汚れと一緒に流れてしまうわけではないので、肌に残ると、その**界面活性作用で肌のバリア機能を破り、肌表面を傷つけてしまう可能性**があります。

ですから、よく洗い流す必要があります。洗顔料も同じです。

また、〝弱酸性〟をうたう洗顔料やボディーソープもありますが、肌と同じ弱酸性だからといって、皮膚にやさしいのかどうかのエビデンスは、いまのところとれていません。

CHECK

化粧水はマストアイテムではない

むしろ使わなくていい

「洗顔後には肌が乾燥しないように化粧水をたっぷりつけるのがよい」と、みなさん当たり前のように思っているかもしれません。

でも、**化粧水を使うことのメリットはあまりない**というのが、正直なところです。

化粧水はたっぷりとつけることが前提ですから、ほぼ水分からできています。そこにほんの少し保湿成分が配合され、油分はほぼ入っていません。

たくさん使えば多少しっとり感が得られるかもしれませんが、そのしっとりの正体は、肌に残ったたじゃっかんの保湿成分。肌自体がうるおっているわけではありません。ですから時間が経てば、**肌自体は元どおりに乾燥してしまう**のです。

角質層の機能を弱めてしまう

わたしたちはよく、「肌にうるおいがある」と表現しますが、このうるおいがどこで保たれているのかといえば、肌表面の角質層。ですから角質層で水分が適度に保たれていれば、肌はうるおっているということになるわけです。

さて、**角質層はもともと、水分や油分を適切に保つ機能を持っていますから、角質層の本来の機能を妨げずにいれば、肌はつねにうるおいを維持できます。**

化粧水をおすすめしないのは、この角質本来の機能を乱して、肌を弱めてしまうリスクがあるからです。

化粧水で疑似的な水分が過剰に補われると、角質層の構造が崩れ、細胞間脂質《さいぼうかんししつ》であるセラミドや保湿因子が保持できなくなります。

結果的に、キメも荒れて艶《つや》を失います。毛穴や小じわ、ニキビなど、さまざまな不調が起こりやすくなってしまうのです。

肌の常在菌は天然のクリーム

こうして、わたしたちの肌の調子や美しさは、角質層の状態に大きく左右されるわけですが、角質層の表面はもともと、肌がつくる天然のクリームともいえる皮脂で保護されています。

常在菌である表皮《ひょうひ》ブドウ球菌は、保湿力のあるグリセリンに似た成分をつくることで肌の水分をしっかり守ると同時に、抗菌ペプチドをつくって悪玉菌の増加も防いでいます。

このような作用のおかげで、肌は日々のトラブルをまぬがれて、健康を維持できているわけです。

補うべきは皮脂に近い成分

ただ、やはり洗顔すると皮脂は汚れとともに落ちてしまうため、一時的に乾燥しやすい状態になります。そこで補っておくべきは、化粧水ではないことはもうおわかりですよね。

皮脂に近い成分を補って、一枚保護膜を作ってあげるほうが自然です。

また、そもそも角質の細胞間隙は、セラミド、コレステロール、脂肪酸という脂溶性物質から構成されています。ですから水溶性のものよりも、脂溶性のもののほうが浸透しやすいのです。

化粧水よりも油分が入ったクリームや美容液、オイルのほうが肌に馴染むのはそのためです。

わたしたちはもともと、からだを正常な状態に保つための調整力を持っています。けれども洗うほど、化粧水で保湿するほど、角質層の機能が落ちて、つねに外からの保湿が必要になるという悪循環を引き起こします。

角質層の保護や修復を最優先にするなら、化粧水は必要ありません。

肌が本来あるべき状態にしてあげるだけで、肌は負担なく健康な状態を維持することができるようになるのです。

CHECK

いますぐできる最強の「アンチエイジング」

――肌老化を防ぐための必須ケア

紫外線防止が最大のカギ

肌本来の機能を保ちながら美しく歳を重ねていくために、どうしてもみなさんにやっていただきたいことがあります。

それは **〝毎日かならず日焼け止めを塗ること〟**。

肌を老化させる最たる要因は、「紫外線」です。その紫外線を防御することが、長い目で見ると肌の機能にもっとも大きな効果を発揮します。

なんともシンプルな方法ですが、肌の老化をできるかぎり抑えるためには、とにかく**毎日欠かさずに、日焼け止めを塗ってください。**

唯一の老化防止策

紫外線については44ページでもくわしくお話ししていますが、肌老化の原因の約8割が紫外線だといわれます。UV－Aは皮膚の奥に届いてシワやたるみの原因となりますし、UV－Bは色素沈着を引き起こしますから、シミや黒ずみの原因となります。

皮膚がんのリスクにもつながりますから、そうした意味でも予防は大切です。

そして数々ある化粧品のうちでも、この光老化に充分な効果を期待できるのは、じつは紫外線対策のみだといえます。**「日焼け止めを塗る」というシンプルなケアが、光老化を予防するために自分でできる唯一にして、最大のアンチエイジング法**なのです。

どんなに「若返り」や「アンチエイジング」をうたった化粧品を使っても、化粧品によって肌が若返ることは、残念ながらありません。化粧品の目的は「肌を健やかに保つ」ことでしかないからです。

でも、紫外線対策は誰にでもいますぐできて、かならず効果を発揮します。

ですから、とにかく一年を通して日焼け止めを塗るよう心がけましょう。

！喫煙は肌老化を早める!?

答えはやっぱりＹＥＳ。加齢や紫外線などとは別に、喫煙が皮膚の老化を早めるということは、科学的にも明らかになっています。

とくに、非喫煙者に比べて圧倒的にリスクが高まるのが、しわ。１日１箱を50年喫煙すると、非喫煙者の４・７倍ほどしわができやすくなることが報告されています。

実際、毎日何人もの患者さんを診療していると、タバコを吸っている人は肌質が違うのですぐにわかります。ハリがなく、なんとなくくすんでいるのです。

たとえ、いまは見た目に問題がなくても、加齢にともなって、その影響は如実にあらわれてきます。喫煙によいことはひとつもありませんから、早いうちにやめることをおすすめします。

CHECK

加齢にともなう肌の「酸化」、どう防ぐ!?

「活性酸素」と「酸化ストレス」

加齢による酸化で肌が老《ふ》けるという話は、みなさん聞いたことがあると思います。酸化とは、ひと言でいうと**"活性酸素によってからだが錆《さ》びる"**こと。

わたしたちは日々、酸素をとり込んでいるわけですが、そのうちの約2パーセントが活性酸素になるといわれています。

活性酸素とは「活性化された酸素」のことで、おもにはスーパーオキシドアニオンラジカル、過酸化水素、ヒドロキシラジカルおよび一重項酸素を指します。

ほかの物質を酸化させる力が非常に強いため、体内の細菌やウイルスを撃退する役目を果たしたり、**わたしたちのからだの働きの元であるエネルギーを作り出すために、栄養素を燃やしたりしています。**その一方で、肌のシミやしわといった皮膚の老化、動脈硬化やがんなど、多くの生活習慣病とも深く関連しているといわれます。

通常、わたしたちは抗酸化力を持っていますが、何らかの要因により、活性酸素の産生が過剰になるとバランスが崩れてしまいます。この状態を「酸化ストレス」と呼びます。

また、抗酸化力は、加齢とともに弱まります。そのせいで抗酸化が追いつかなくなると、酸化とのバランスが崩れて老化現象が加速されるのです。

外的&内的ストレスを減らそう

わたしたちが呼吸して生きている限り、活性酸素の発生自体をなくすことはできません。しかし、酸化ストレスの状態になる要因を減らすことはできます。

その要因のひとつが、紫外線。

紫外線がシミやしわの原因になるというお話はすでにしましたが、その根本原因は紫

外線が活性酸素を発生させるからです。
この活性酸素によってメラニンが発生し、細胞の老化を促進します。
そのほか、肌に対するストレスになるものとしてあげられるのは次の要因です。

【外的ストレス要因】
紫外線、空気の乾燥、摩擦などの刺激、栄養素欠乏、廃棄ガスなどの大気汚染、喫煙、激しい運動、大量の飲酒

【内的ストレス要因】
疲労や食生活の乱れ、睡眠不足などの不規則な生活、人間関係などの精神的ストレス

ストレスが肌に悪影響を与える原因はとても複雑ですが、こうした外的、内的ストレスはすべて、体内に大量の活性酸素を発生させることがわかっています。
実際、紫外線以外のストレスによってもメラニン色素の生成が過剰になることや、皮膚の免疫能力が低下する可能性が明らかになっています。

ですから、こうした**ストレスを減らすことが、肌老化の防止にもつながる**のです。

抗酸化作用のある野菜＆果物

ちょっとむずかしい話になってしまいましたが、抗酸化力をとり戻したいなら、食べていただきたい食品があります。

活性酸素を除去する能力を備えた食べものです。

果物なら、パイナップル、バナナ、キウイフルーツ、りんご、メロン、マンゴー。野菜では大根、にんじん、にんにく、たまねぎ、ほうれん草、アスパラ、ニラがおすすめ。

これらの食品には、強い抗酸化作用があることが測定によって明らかになっています。

ぜひ意識的に、ふだんの食事にとり入れるとよいでしょう。

CHECK

身近な森林浴で、ストレスフリーの肌に

肌にも効果あり

からだにもこころにもリラックス効果があるとして、いま海外でも注目されているのが森林浴。

じつは20年ほど前に日本で始まった森林浴ですが、最近では欧米での認知度のほうが高く、「森林セラピー®」や「自然療法」として、実際に医療の現場でも実用化されています。〝SHINRIN－YOKU〟あるいは〝FOREST BATHING〟として、英語のインターネットサイトでも見かける機会が増えています。

森林のなかで過ごすと空気をおいしく感じたり、リフレッシュしたような爽快感が

あったり、木に触ると気分が落ち着いたりと、みなさんも実際の体感としては、その効果を少なからずご存知だと思います。

その体感としての気持ちよさが、近年、科学的にも実証されつつあるのです。

具体的な効果としては、**リラックス効果（ストレスホルモンの減少、副交感神経の活性化、交感神経の鎮静化）、血圧の適正化、免疫力アップ**などがあげられますが、ひと言でいうなら、**〝森林で過ごすことで本来の自分を取り戻せる〟**ということ。肌への好影響も、もちろん含まれます。

⊕ 木が出す香り成分〝フィトンチッド〟

そんなわけで、森林浴の精神的なリラックス効果や肉体的な回復効果が実証されているのですが、こうした効果をもたらす要素のひとつに、木が出すフィトンチッドが挙げられます。

このフィトンチッドは、木が自分を守るための香り成分で、葉や幹、樹液など、木を構成するあらゆる部分から出ているもの。抗菌、防虫、消臭など、さまざまな効果が明らかになっています。

またフィトンチッドによる細胞培養の実験をおこなったところ、細胞が活性化するという結果も得られていますので、森林浴で、心身にはもちろん肌にもよい効果が期待できそうです。

リラックスして五感を解き放つ

森林浴には、とくに難しいやり方があるわけではありません。

森林に出かけて、ただリラックスして過ごすだけです。森林にいることを楽しみ、その場で見えるものや聞こえるもの、感じる空気やにおいにフォーカスして、五感を解き放ってあげればいいのです。

森林に出かけるのが無理な場合は、少し効果は弱まりますが公園やちょっとした郊外など、木々が多い場所でも効果があることが証明されています。

日々頭を埋めていた些細なことがすっと離れ、ストレスも一緒に溶け出してしまうようなスッキリ感を得られると思います。

肌の調子がよくないと、どうしても肌ばかり気にしてしまうものですが、肌もからだの一部。精神的なストレスや肉体的な疲労とも深く関係していることが、報告されています。

ですから**肌ばかりにとらわれず、心身全体を癒やしてあげることも大切**です。まずは身近なスポットを見つけて、ぜひ森林浴の効果を実感してみてください。

CHECK

本来の肌をとり戻すための「減らす」スキンケア

目指すのは化粧品いらずの肌

肌がとてもキレイな人ほど、ほとんどスキンケアをしていないということが、わりとあります。その人の肌が、ほかの人よりも強いからでしょうか？

もちろん、そんなことはありません。ここまでお読みいただいているみなさんなら、もうおわかりと思いますが、答えはそう、**「肌の機能が正常に働いているから」**です。

あまり手を加えていないから、肌本来の機能に乱れがないということ。

もともとは、どんな人の肌にも水分と油分が適切に備わっていて、それを保持する機能があります。

すでにお話ししましたが、表皮細胞は表皮深部の基底層でつくられ、本来はおよそ6週間経つと自然に垢となって肌の表面から剝《は》がれます。それを繰り返しながら細胞の生まれ変わりがスムーズにおこなわれます。

しかし**化粧品による過剰なケアは、この正常なサイクルを乱します**。化粧品に含まれているさまざまな成分のせいで、肌が本来の働きを見失ってしまうからです。

また多くの場合、洗いすぎによって必要な皮脂まで洗い流してしまっているために、それによって生じた乾燥を補うためにさらに化粧品が必要になるという、悪循環に陥《おちい》ります。

少しずつ減らすと安心

すでに何度もお話ししていますから、皆さんもうおわかりですね。わたしがおすすめするのは、いま使っているアイテムを少しずつ減らしていくスキンケアです。

一気にすべての使用をストップする方法もダメというわけではないですが、その方の肌状態によっては、反動が大きく出るリスクもあります。ですから、**少しずつ減らして**

いくのです。

まずは洗顔をシンプルな石けんにします。朝晩洗っていいですが、お化粧をしていないときや薄化粧のときは、ぬるま湯でやさしく洗い流すだけにします。

洗顔後は、化粧水はつけずに、オイル、ワセリン、セラミドなどの脂質やヒルドイドなどの保湿剤を適度に補ってあげましょう。もし、それまでのスキンケアで、化粧水、乳液、美容液、クリームなど複数使っていた場合は、まずは化粧水と乳液をやめて、美容液かクリームを使ってもいいと思います。

最終目的は、肌本来の機能を正常に働かせて、何もケアしなくてもトラブルが起きない肌になることですが、本来の機能が戻るまでは、少しケアしてあげる必要があります。

といっても、基本的にはとてもシンプル。必要なのは、適度な洗顔と保護膜を補うことです。

①よく泡立てた石けんの泡でやさしく洗顔

②脂質や保湿剤、クリームなどのうち一剤で保護

これで充分です。

とにかく、「洗いすぎないこと」と「保湿しすぎないこと」に気をつけましょう。

こうしたシンプルなケアをつづけていくと、いわゆる敏感肌や乾燥肌は1か月半もすれば改善が見えてくると思います。

＋「やる」よりも「やらない」選択を

基本的に、**肌の刺激はできるだけ少なくし、洗顔と化粧品をつける際も、あまり触らないように意識してください**。力の入りすぎたスキンケアは肌を傷つけ、肌トラブルを悪化させます。

ですから、顔や鼻を頻繁に触ったり、毛穴の角栓を無理やりとったり、強くマッサージしたりするのも控えましょう。治りが遅くなりますし、せっかく治ってきた状態が逆戻りしてしまうこともあるからです。

キレイな肌を手に入れるために、いろんなことを「やる」スキンケアがまだまだ根づいていています。でも肌に関していえば、**何かを「やる」よりも、「やらない」ほうが、じ**

つはずっと効果的。

やればやるほど報われると思いたいですが、何もやらないほうが、肌の細胞はイキイキと働くことができます。肌の細胞は従順で優しく適切に扱えばきちんと応えてくれます。

よけいなことをできるだけ省いていくシンプルなスキンケアで、肌のターンオーバーを正常に戻し、本来の健康な肌の機能を甦らせましょう。

ただし、湿疹のある方や、肌トラブルが長いあいだ回復しないという方は、ひとりで悩まずに、すぐ皮膚科を受診して指示を受けてください。

CHECK

「合う合わない」を見極めるシンプルケア

合わない成分を見極めやすい

こうしたシンプルなケアをおすすめするのは、**自分の肌に合う化粧品と合わない化粧品が簡単に見極められるようになるから**というのも、その大きな理由です。

たくさんアイテムを使っていればいるほど、どの化粧品のどの成分が肌に合っていないのかを特定するのはむずかしくなります。

逆に、シンプルなケアをしていれば「これが合わないんだな」とすぐに発見できます。

たとえば、朝は水で洗顔してクリームを塗るだけというケアで肌トラブルが生じたら、クリームに入っている成分のどれかが、肌に合っていないということになります。

肌に合わないと感じるアイテムは使わないようにすれば、自然と肌に合うものに絞り込めますから、トラブルのない肌を維持しやすくなるというわけです。

＋ 選ぶ基準は「合うか合わないか」しかない

本来、健康な肌にとっては、化粧品はいわば〝よけいなもの〟でしかありません。使わなければ何も害はないのに、使うと害を引き起こす可能性もある存在だからです。最近の化粧品には美容成分が数え切れないほど入っていますから、その成分のどれかがあなたの肌には合わないということも、少なからず起こり得ます。

だからこそ、**化粧品はできるだけ厳選し、減らしていくほうがよい**のです。

そしてどの化粧品を選ぶかの基準は、究極的には「あなたに合うか合わないか」しかありません。

たとえ、どんなに評判がよくても、周りで好評でも、最新の有効成分が入っていようと、あなたに合わない可能性はあるからです。

肌トラブルが起きたら

シンプルなスキンケアに変えていく過程で、もし肌トラブルが生じた場合の対処法についてもお話ししておきましょう。

まず、**新しい化粧品を使って赤みや痒《かゆ》み、湿疹などが生じた場合は、すぐに使用をやめましょう**。その化粧品の成分のいずれかに、あなたの肌がアレルギー反応を起こしている可能性があるからです。

気になるようでしたら、皮膚科に持参してパッチテストをしてもらえば、アレルギー反応の元となる成分を特定できる可能性があります。あなたに合わないアレルギー成分が判明すれば、次からはその成分が配合されていない化粧品を選べば大丈夫です。

また、**べたつきやニキビができてしまったという場合は、しばらく様子を見てみましょう**。これは、ケアを変えたことによって、皮脂の分泌や常在菌のバランスも変化しているために出た症状です。

肌の代謝が新しい化粧品に適応して、**バランスが保たれるようになれば、自然とニキ**

ビも消えていきますから心配ありません。

＋ 心地よいのがいちばん

化粧品は薬ではないですから、肌への作用もとても緩《ゆる》やかなものでしかありません。ですから「効果」を期待して使うよりも、むしろ**「心地よさ」を優先しましょう**。がんばった一日の終わりに、お気に入りの化粧品を使って癒やされる。そんな楽しみにするのがいいと思います。

CHECK

内側からも満たされて美肌が叶う

まずは心身の健康を

シミを薄くしたい、しわを目立たなくしたい、ハリ艶のある肌になりたい、キメの細かい肌になりたい……と、肌について願うことは本当に多いもの。

でも、**そうした美肌を叶えてくれるのは、化粧品ではない**ということは、もうみなさんおわかりだと思います。

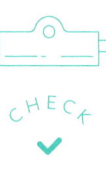

もちろん自分に合った化粧品でシンプルなケアをすることで、肌のターンオーバーは正常になり、肌のバリア機能も回復して健康な肌を維持できるようになるでしょう。

ただ、それは現状を劇的によくするものではありません。理論上シミやしわは、一度できてしまったら、消すことはむずかしいというのも事実。化粧品によるケアは、いわば「現状維持」でしかないともいえるのです。

でも、**わたしたちのからだには、驚くほどの自己再生力が備わっています**。その力を充分に発揮させるためには、まずからだもこころも健康でなければなりません。からだが健康でないのに、肌だけ美しくなるわけがありませんよね。

美しい肌を叶えるためには、肌の奥で生まれた細胞を丈夫にはぐくむことが大切です。そのためには、たんぱく質やビタミン、ミネラル、脂質など、肌に必要な栄養素を食事からしっかりとる必要があります。

たっぷりの野菜、お肉や魚、豆類や穀類をまんべんなく、おいしくいただきましょう。栄養バランスのとれた食事は、美肌づくりの基本です。また適度な水分補給は、内側から肌をうるおわせてくれるでしょう。

からだに合ったリズムを見つけて

また生活のリズムも、とても大切。睡眠不足や不規則な生活リズムは、肌のターンオーバーの周期を乱します。角質細胞の成長を妨げ、角質層の状態を乱しますから、結果として、肌のキメが崩れ、肌荒れを引き起こしやすくなります。

自分が心地よいと感じるリズムを見つけて、できるだけ規則正しい生活を心がけてください。就寝と起床、食事の時間がなるべくいつも同じ時間帯になるように意識すると、からだのリズムも整って、肌の調子もよくなるはずです。

CHECK

化粧品も健康食品も頼りすぎは禁物

摂りすぎは「害」にもなる

「あの成分が効《き》く」「この成分がいい」などの情報を耳にすると、すぐに飛びついてみたくなる気持ちは、誰にでもあるものだと思います。

でも、化粧品に限らず、サプリメントなどの健康食品や美容食品の役割は、「補う」ことでしかありません。だからどんなものでも、過剰に摂取するのはおすすめできません。**何でも「ほどほど」がいい**のです。

たとえば、わたしたちの必需品である「塩」は、汗をたくさんかいたらある程度補給しないといのちにかかわります。しかし多量に摂取しすぎると、高血圧や、血中の電解質濃度の急激な変化を引き起こし、死につながる危険性があります。

からだに必要なものでも、摂る量を間違えるとからだにとっては負担となり、「毒」にもなり得るのです。

逆に、多くの人が「毒」と思っているようなものでも、使い方によっては役に立つことがあります。たとえば、ダイナマイトにも使われる「ニトログリセリン」は、極微量を投与することで医薬品として使われています。

＋ 化粧品や健康食品に頼りすぎるリスク

サプリメントなどの健康食品であっても、摂りすぎは逆効果になるリスクがあります。必要以上に摂取すると、体外に排泄するために、からだはよけいなエネルギーを使うことになります。

そして万が一、体外に排泄しきれなければ、むしろ害になる場合もあるのです。

もちろんサプリメントの補給がダメというわけではありませんが、その効果は確実に保証されているわけではありません。ですから自分が心地よく効果を感じられる範囲で、つづけるようにしてください。

また、市販のサプリメントは、有効成分よりも添加物のほうが多く含まれている場合もあるので、少し注意が必要かもしれません。本当にその栄養素や成分の必要性を感じているなら、医師に相談して処方してもらうほうが安心です。

＋ 内側からの満足感が美肌に導く

実際は、毎日できるだけバランスのいい食事をすることが理にかなっていますし、健康的です。**簡単だからといってサプリメントを1日に何種類も摂るよりも、食事面の工夫を優先しましょう。**

案外忘れがちですが、わたしたちのからだは文字どおり「食べたもの」からできています。だから何を食べるか、どんなふうに食べるかは、当たり前ですがとても大切なのです。

楽しみながら食事をして得られた満足感は、からだはもちろん、こころの栄養にもなるもの。日々そうして内側から満たされていれば、肌も自ずと健康をとり戻し、ハリ艶《つや》が甦ってくることだってあるでしょう。

そして、いつも自分の肌と健康に自信が持てるようになると、年齢を重ねることへの恐怖心も消えていきます。年齢にかかわらず、自分に自信を持って満ち足りている人は、肌も輝いているものです。

あなたが本来備え持っている力を最大限発揮できる肌を、とり戻していきましょう。

化粧品に頼らなくても、それは可能なのです。

おわりに

最後までお読みいただきありがとうございます。

みなさんがふだん目にしている美容情報や美容成分について、また肌の仕組みについて、だいぶおわかりいただけたのではないかと思います。

本書を執筆するにあたって、わたし自身がなぜ、「肌構造を甦らせるシンプルスキンケア」に行き着いたかを考えてみると、幼少期の記憶が浮かんできました。

子どものころ仙台に住んでいたわたしは、いわゆる雪国の子どもと同じように両側のほっぺがいつも赤く、それをとても気にしていました。

じつは母も頬が赤いのを気にしていたので、「触《さわ》りすぎと化粧品が原因だと思うから、ほっぺをできるだけ触らないように、化粧品もできるだけつけないほうがいいわよ」とアドバイスしてくれました。

当時のわたしはまだ純粋でしたから、忠実にそのアドバイスを守って、「石けんで洗顔するときも頬は触らずにさっと泡で洗って流す」「日焼け止めをつけるときも手のひらを使って顔全体にのせたらおしまい」と、顔を触ることを極力避けていました。

大人になってからもその習慣はつづき、医者になってからは、洗顔が面倒でたまに洗わなかったり、洗わないまま日焼け止めを2~3日上塗りしたりと、思えばかなり手抜きをしていましたが、それでも肌の状態が変わらなかったので、じょじょに洗顔する頻度が減っていったのです。

形成外科医《けいせいげかい》になってから、外傷後の色素沈着を治療する必要に迫られ、美白効果のある軟膏を処方するようになりました。

すると、結構な数の患者さんから「お肌がキレイですね。先生は何を使っているのですか？」と聞かれるのです。

「特別なことはしていないなぁ、ほかの人と違うことといえば、あまり顔を洗わないし、化粧品は日焼け止め以外もっていないことかなぁ」と考えるうちに、〝触らないこと〟がいいのだということに気がついたのです。それが20年ほど前のこと。

それ以来、「どうしたら先生のようになれますか？」と聞かれたら、「顔は洗わない、化粧品はいろいろつけない。やってみてください」とお伝えするようになったのです。

みなさん驚くのですが、まずはやってみると約束して帰宅されます。

しかし次回お会いしてみると、ほぼ全員が継続できていません。「洗わないと脂でテカったりベタついて気持ちがわるい」「乾燥でよけいにしわが増える気がする」などとおっしゃいます。

理論上は1か月強つづければ肌のターンオーバーが完了して本来の肌が戻るはずなのですが、ほぼ全員の方が途中で挫折してしまうのです。

そこで、また気づきがありました。

女性はみんな、肌のために何かしたくて仕方がないのだと。

何かやればやるほどよくなるはずだという希望が、日々のよろこびや幸福感にもつながっているのだということに、気づかされたのです。

ですから、化粧品を使うことは否定しません。ただ、せっかく使うのであれば、肌に逆効果になることは避けてほしいと思うのです。

日本の化粧品は、アレルギーさえなければ危険性は非常に低いといえます。本文中でもお話ししましたが、どちらかというと問題なのは「使い方」です。

皮膚は健康であれば、つねにバリア機能が正常に働きますから、美しい肌を維持することもけっしてむずかしくありません。なにせ、わたしのようにズボラでも、人にキレイですねといわれる肌を維持できるのですから。

肌が本来持っている機能を回復させることを最優先させるのが、美しい肌を手にするためのいちばんの近道です。

本書でご紹介したシンプルケアをつづけて、みなさんが本来の肌機能をとり戻し、自分の肌に自信を持てるようになることを、心から願っています。

落合博子

主な参考文献

〈書籍〉

『あたらしい皮膚科学』清水宏著（中山書店）

『トコトンやさしい化粧品の本』福井寛著（日刊工業新聞社）

『化粧品成分表示のかんたん読み方手帳』久光一誠監修（永岡書店）

〈論文その他〉

・Kurita M et al. Biochem Biophys Res Commun. 2011 May 27;409(1):103-7.

・Ezure T et al. Skin Research and Technology 2015 May 0: 1-6

・Mohammed Alghoul et al. 2013 Aug;33(6): 769-782

・大城戸宗男、臨床皮膚科 1975 ;29(4)265-273.

・Mukherjee S et al. Clin Interv Aging 2006;1(4): 327-48.

・Pullar JM et al. Nutrients. 2017 Aug;12;9(8) E866.

・Daniell HW. Ann Intern Med 1971;75:873-880.

・Hunter GR et al. Eur J Appl Physiol 2011; 111(4):715-23.

・Ochiai H et al. Int J Environ Res Public Health 2015 Feb;12(3): 2532-2542.

〈著者略歴〉

落合博子（おちあい　ひろこ）

国立病院機構東京医療センター形成外科医長。再生医療研究室室長。日本抗加齢医学専門医。
1991年東北大学医学部を卒業。医師免許取得後、形成外科、創傷外科の専門医としての勤務を経て、2003年より国立病院機構東京医療センターで形成外科医長を務める。
本書は、はじめての著作。

美容常識の9割はウソ

2019年10月2日　第1版第1刷発行
2022年2月8日　第1版第5刷発行

著者　落合博子
発行者　永田貴之
発行所　株式会社PHP研究所
東京本部　〒135-8137　江東区豊洲5-6-52
第一制作部　☎03-3520-9615（編集）
普及部　☎03-3520-9630（販売）
京都本部　〒601-8411　京都市南区西九条北ノ内町11
PHP INTERFACE　https://www.php.co.jp/

組版　有限会社エヴリ・シンク
印刷所　製本所　図書印刷株式会社

ISBN978-4-569-84380-3